LES

PYRÉNÉES THERMALES

PAR

le Docteur L. DIEULAFÉ

Docteur ès-sciences
Professeur agrégé à la Faculté de Médecine de Toulouse
Chargé du Cours d'Anatomie topographique
Chargé d'un Service de Clinique chirurgicale à l'Hôtel-Dieu
Chirurgien-Chef du Centre de Prothèse Maxillo-Faciale
de la 17e Région

Collaboration à l'œuvre du Comité consultatif d'action économique de la 17e Région

PARIS
Librairie J.-B. BAILLIÈRE et FILS
19, rue Hautefeuille, 19

1918

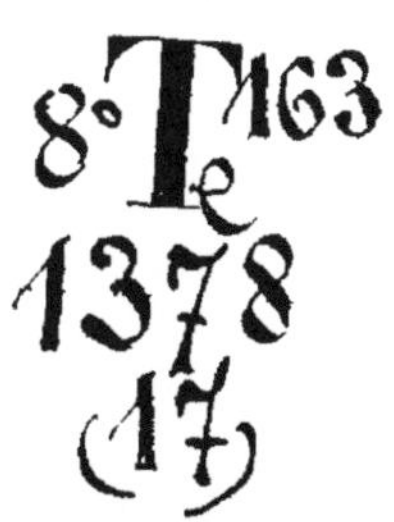

LES

Pyrénées Thermales

LES

PYRÉNÉES THERMALES

PAR

le Docteur L. DIEULAFÉ

Docteur ès-sciences
Professeur agrégé à la Faculté de Médecine de Toulouse
Chargé du Cours d'Anatomie topographique
Chargé d'un Service de Clinique chirurgicale à l'Hôtel-Dieu
Chirurgien-Chef du Centre de Prothèse Maxillo-Faciale
de la 17e Région

Collaboration à l'œuvre du Comité consultatif d'action économique de la 17e Région.

PARIS
Librairie J.-B. BAILLIÈRE et FILS
19, rue Hautefeuille, 19

—

1918

PRÉFACE

La France est belle, la France est riche, la France est héroïque, mais quelle saignée elle vient de subir, quelle grave crise d'anémie se préparerait si les pouvoirs publics, si les gens sensés, si les gens animés du désir de voir la France toujours prospère, si ceux que la guerre a épargnés et si ceux que la guerre a enrichis ne mettaient à la disposition de la vie économique générale, leur protection, leur cœur, leur intelligence, leur fortune !

Dans le cadre des industries thermales et touristiques aucun effort ne devra être négligé. La prospérité de ces industries devra même avoir une influence décisive sur l'avenir du pays.

Lorsque l'officier délégué de M. le ministre de la guerre au Comité consultatif d'action économique de la 17e région m'a demandé de collaborer à son œuvre d'enquêtes documentaires, dans les questions relatives à l'industrie thermale, en raison de mon ferme attachement à toutes les choses Pyrénéennes, j'ai accepté.

J'ai dû, au milieu de mes graves et captivantes occupations chirurgicales, consacrer, çà et là, des loisirs à l'étude monographique des stations thermales de la 17e région. Cela m'a éloigné de mes travaux habituels mais cela m'a rapproché des grandioses et délicieuses Pyrénées que j'aime tant.

Dans ce petit volume j'ai réuni les divers chapitres de généralités hydrologiques, tandis que les monographies des stations seront publiées par les soins du comité consultatif. En écrivant ces lignes j'ai dû me remémorer les heures lointaines, où, jeune étudiant, j'assistais aux cours de géologie de la Faculté des sciences, aux cours d'hydrologie de la Faculté de médecine et à l'enseignement de l'Ecole d'hydrologie médicale des Pyrénées.

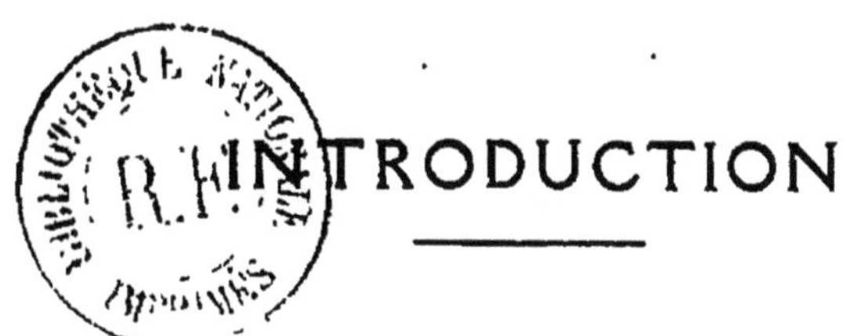

INTRODUCTION

Les eaux minérales se caractérisent par leur origine, par leur composition chimique, par leurs qualités physiques. par leurs propriétés thérapeutiques. La composition et le gisement des eaux minérales montrent que leurs éléments constitutifs ont une double origine : les uns y sont simplement dissous, les autres proviennent de la décomposition des roches. On accorde le rôle actif à l'élément acide, c'est lui qui sert à établir leur classification. Ce sont les acides dérivés du soufre, du chlore, du carbone, qui guident les grandes lignes de cette classification : les bases associées à l'élément acide permettent d'introduire dans chaque catégorie des divisions secondaires. C'est ainsi que l'on distingue les eaux sulfurées, sulfatées, chlorurées, bicarbonatées, on trouve en outre des eaux ferrugineuses, cuivreuses et complexes.

La partie française de la chaîne des Pyrénées est très riche en eaux minérales. Un grand nombre de stations très réputées sont universellement connues ; d'autres, malgré leurs grandes qualités thérapeutiques, n'attirent qu'un petit groupement local ou régional de malades ou de touristes. Quelques grands points d'un accès facile sont devenus des centres mondains, médicaux ou touristiques, mais toutes les villes thermales, même les plus modestes, méritent d'être connues.

La Faculté de Médecine de TOULOUSE dès sa création, il y a une trentaine d'années, voulut initier les jeunes élèves à l'étude de l'hydrologie ; un praticien de station thermale, qui avait eu le mérite d'entreprendre de grandes études de chimie hydrologique, offrit sa science et son laboratoire : c'est ainsi que le docteur GARRIGOU eut une chaire pour proclamer les bienfaits de nos sources minérales.

Une tentative du docteur GARRIGOU d'organiser une école pratique d'hydrologie au centre des Pyrénées, à LUCHON, aurait mérité les plus grands encouragements ; elle était destinée à rendre de grands services, les débuts de cette école furent brillants, mais, pour des considérations d'ordre local, l'œuvre s'éteignit après la deuxième année de fonctionnement.

A la Faculté ou dans les Hôpitaux de PARIS, des maîtres éminents parmi lesquels brillent surtout Albert ROBIN et BARDET, ont consacré des travaux à la science hydrologique. Plus récemment le regretté professeur LANDOUZY et le docteur CARON DE LA CARRIÈRE ont organisé des caravanes médicales à travers les stations thermales ; ce passage rapide dans les stations n'enseigne pas l'hydrologie mais en donne le goût ; nous avons dans les directeurs de cette œuvre de précieux collaborateurs, d'utiles propagateurs des qualités thérapeutiques de nos sources thermales.

Des savants comme le professeur MOUREU, le docteur DANNE et le docteur LEPAPE, avec leurs travaux sur la radioactivité des eaux minérales, ont modernisé la conception scientifique du mode d'action de ces eaux.

L'enseignement hydrologique ouvert depuis peu à la Faculté de BORDEAUX et confié au docteur SELLIER, bien connu pour ses études sur les maladies gastro-intestinales, a déjà pris une tournure très intéressante et est appelé au plus grand succès.

A l'exception de ces précieux mais rares éléments de diffusion scientifique, les eaux minérales sont mal connues, souvent mal appréciées, même dans le corps médical, pourtant elles méritent mieux.

Et leurs qualités ne sont pas intrinsèques ; elles jouissent, en outre, des faveurs de la nature en naissant dans des régions parfois merveilleuses, toujours charmantes et agréables, saines et vivifiantes.

Les Pyrénées Françaises, en opposition avec les Pyrénées Espagnoles abruptes et rocailleuses, s'ouvrent en maints endroits sur la plaine par des vallées riantes, cultivées, facilement accessibles, qui remontent jusqu'aux points les plus élevés de la chaîne. Ces vallées coupent les grandes roches de l'écorce terrestre, les grands plis stratigraphiques dans la chaîne montagneuse ou dans les bassins sous-jacents et vont à la rencontre de ces points où jaillissent les eaux minérales.

Je donnerai à ce sujet tous les détails techniques, mais il est facile de dire tout de suite que les diverses couches géologiques, avec leur composition chimique et leurs caractères minéralogiques différents, donnent aux eaux profondes des caractères variés de minéralisation et de température. Les points stratigraphiques qui, dans la genèse des montagnes, se sont caractérisés par des disjonctions des couches, sont ceux qui favorisent l'émergence des sources thermo-minérales. Suivant les différences de constitution géologique qui vont des points culminants de la chaîne aux bassins sous-Pyrénéens, les eaux minérales qui viennent sourdre le long de ces divers terrains présentent des différences physiques, chimiques et thérapeutiques.

C'est ainsi que nous verrons dans les points élevés des vallées, se disposer parallèlement à l'axe de la chaîne Pyrénéenne des eaux caractérisées par leur température élevée et leur richesse en sulfures : en suivant les mêmes vallées et descendant vers la plaine, on rencontre des eaux tièdes et sulfatées, plus loin encore dans la plaine elle-même, des eaux froides et sulfatées ou dégénérées sulfurées.

En certains points la constitution spéciale

des terrains conduit à la surface des eaux chlorurées, des eaux carbo-gazeuses et bicarbonatées, des eaux ferrugineuses, à l'état de rareté des eaux cuivreuses.

Dans chacun de ces groupes, les eaux se distinguent les unes des autres par leur température, par leur degré de minéralisation, par la variété des assemblages chimiques, par la radio-activité.

Les stations où émergent ces sources se distinguent, en outre, par leur altitude et, par suite, par leur climat.

Les facteurs qui différencient les eaux minérales entre elles font entrevoir quel est leur complexus thérapeutique et montrent la nécessité de ne pas laisser ignorer toutes les difficultés de la science hydrologique.

D'un usage souvent très antique, ces eaux ont révélé leurs qualités par les résultats obtenus sur de nombreuses générations de malades et, peu à peu, les travaux publiés par les médecins des stations thermales ont précisé la valeur de chacune d'elles et, à l'aide d'observations soigneuses, sont arrivés à établir leurs spécialisations thérapeutiques respectives.

Mais ces vérités ont besoin d'être répandues, non seulement parmi les médecins, mais aussi parmi les malades et comme ceux-ci amènent avec eux un flot de gens bien portants, il faut les intéresser aux charmes pittoresques des stations thermales.

Que sont devenues les Pyrénées depuis le jour où toutes les forces vives de la nation se sont jetées dans la lutte contre l'agresseur ?

En juillet 1914, déjà la foule des baigneurs se répandait dans nos montagnes et le début du mois d'août allait voir arriver l'affluence habituelle des malades, des touristes, des admirateurs de la belle nature.

Mais le 1er août vers 3 heures 1/2 du soir, dans toutes les vallées, dans tous les villages, les cloches retentirent, apportant la fatale nouvelle ; la mobilisation générale était décrétée, le début de la guerre était imminent.

Prévoyant les tristes événements, j'avais laissé ma famille et n'étais allé que pour quelques heures, régler des affaires urgentes dans une de nos grandes stations. J'y arrivai juste au moment où les cloches se répondaient de village en village, sonnant avec tristesse, répandant l'horreur de la situation nouvelle dans les jolies vallées qui, parées pour des fêtes, prenaient tout à coup un aspect mélancolique. Quel désarroi dans la foule élégante : on goûtait les charmes de la musique en plein air, sans trop de gaité sans doute car les derniers jours passés n'apportaient que des rumeurs effrayantes, on pressentait bien le malheur mais on ne voulait pas y croire. Les cloches avaient sonné, les gendarmes et gardes municipaux se répandaient en avis et en affichages ; cette fois c'était bien vrai. J'arrivais à peine et il fallait se préoccuper du moyen de repartir : affolée, la population thermale se jetait sur son vestiaire, sur ses malles et sur les omnibus ; mais il fallait s'entr'aider pour porter les paquets, les omnibus étaient insuffisants et quand arriva l'heure du départ du train, les bagages, pour la plupart, restèrent sur le quai. Il fallait prendre le dernier train coûte que coûte, le lendemain c'était trop tard et ceux qui ne purent partir le samedi soir, restèrent là embouteillés. Et sur les routes quel encombrement d'autos ; quelle traînée de véhicules surchargés de gens et de malles pendant toute la nuit.

Et puis ce furent les trains de mobilisés, nos gars quittaient leurs montagnes et subitement nos Pyrénées devinrent moroses, leur beauté était même insupportable à nos cœurs attristés.

Puis vint le mois de septembre et après la bataille de la Marne, tous les hôtels, casinos, maisons meublées furent subitement transformés en ambulances.

La population si affectée par la suppression subite de son seul revenu, la saison thermale, fut admirable de dévouement et les étrangers qui n'avaient pu partir ou ceux qui n'avaient pas voulu revenir à PARIS, furent tout de suite les premiers bienfaiteurs de nos glorieux blessés. Il y a des familles qui se sont tant attachées à leur rôle de générosité et de dévouement qu'elles y sont encore après trois ans.

Alors les Nymphes thermales qui ne sortaient qu'attristées de leurs sources et de leurs grottes, comprirent qu'elles allaient jouer un rôle et elles s'épanouirent à nouveau avec toute la fierté de leur valeur thérapeutique. A quelques kilomètres de la frontière d'Espagne on allait aider à la défense de la France en guérissant les blessés, en redonnant à leurs membres atrophiés, à leurs organes délabrés, de nouvelles forces et une nouvelle vigueur.

Le sous-secrétaire d'Etat au service de santé avait bien conçu le rôle qu'il fallait faire jouer à nos stations thermales et il édicta tous les règlements utiles.

Ainsi les Pyrénées qui avaient régénéré les légions de César et de Pompée, régénèrent les guerriers de la glorieuse armée et redonnent à ceux dont le rôle ne sera plus de combattre, des forces pour leur vie civile à venir.

Depuis le départ brusqué du 1er août 1914, trois saisons thermales sont revenues et il a fallu ouvrir les thermes et les hôtels pour les malades, pour les enfants émaciés par un long séjour à la ville, pour les mamans, les sœurs, les femmes fatiguées par les émotions cruelles ; déjà malgré nos occupations de l'heure présente, toujours anxieuse, nous devons songer à l'avenir de nos montagnes, de nos sources, de nos stations. Il n'est pas trop tôt pour préparer le terrain économique d'après-guerre. Ici dans les Pyrénées nous avons beaucoup de besogne à accomplir, mais nous voulons que nos alliés et nous-mêmes puissions nous soigner chez nous, dans les meilleures conditions d'organisation thérapeutique. Nous ne parlons pas de concurrencer les stations austro-allemandes qui sont inférieures aux nôtres dans leur valeur médicatrice et que nous aurons définitivement oubliées, mais nous devons parler d'organisation rationnelle et cela, en maints endroits, manquait. Il faut donc sans retard combler les lacunes, redresser les erreurs, remettre dans leur vraie voie les administrations thermales. Nous avons des trésors, sachons les exploiter. Il faut que, par les victoires de nos héros, nos déesses pyrénéennes reprennent tout l'éclat de leurs charmes et de leurs bienfaisantes vertus. Elles auront le rôle de relever les organismes affaiblis par les fatigues et par les tristesses, d'atténuer les infirmités que laissent les séquelles de guerre, de combattre les souffrances de nos malheureux mutilés.

LES EAUX MINÉRALES
DES PYRÉNÉES

L'étude des eaux minérales implique la connaissance de leurs origines géologiques, de leur composition chimique, de leurs qualités physiques, de leurs propriétés thérapeutiques. Eléments complexes et mystérieux, les eaux minérales doivent nous intéresser à tous ces points de vue et, malgré tous les efforts de la science, elles nous restent encore inconnues.

Genèse des eaux thermales

Périssable dans sa forme et dans son organisation, parcelle infime de l'impérissable et immense univers, la terre, globe incandescent, globe de matières où tout était roche fondue ou vaporisation métallique, globe lancé dans l'orbe d'une évolution qui l'a refroidi, pétri, transformé, la terre, à mesure qu'elle a perdu sa grande activité calorique, à mesure qu'elle a progressé vers sa propre mort, a ouvert sa surface à des forces créatrices, a offert ses propres cendres à la création de la vie. La vie, la mort, telles que nous les concevons, sont des transformations de la matière en accord avec l'évolution de notre planète. Une roche meurt, une plante s'élève, une plante meurt, un animal apparaît et après l'animal c'est la plante et puis c'est à nouveau la terre.

Nos conceptions dans la vie sont des éclairs fugaces dans la nuit, des jalonnements fragiles dans l'immensité de l'inconnu. Pour si conjecturales et éphémères que soient les clartés de l'esprit que nous prenons pour la science et pour la vérité, elles nous apportent l'illusion de connaître les forces qui nous régissent et, impuissants à les diriger, nous essayons de les comprendre. Que sont nos intelligences auprès des grands mystères de la nature, sont-elles seulement organisées pour les concevoir ?

Entre les phases inconnues qui précèdent la naissance et qui suivent la mort, il y a la vie qui, elle, est une phase que nous croyons connaître. Et cette vie est partout dans la roche, dans la plante, dans l'animal, émanant des forces mystérieuses qui s'irradient de la terre et qui lui viennent du soleil. Nos conceptions, toutes artificielles et provisoires, s'essaient à calmer nos inquiétudes dans l'anxiété où nous sommes de tout pénétrer, de tout connaître, de tout savoir.

Donc, le globe terrestre lancé dans son orbe s'est refroidi ; la matière s'est solidifiée à la surface et la masse ignée est devenue la roche et les vapeurs rayonnantes sont devenues les gaz et l'eau. Ainsi se sont formées l'écorce terrestre et l'atmosphère enveloppante. Et toujours, au-dessous, le foyer central conserve sa puissance calorique ; en outre, la terre tournant autour du soleil reçoit de ce dernier les rayons qui règlent la vie à sa surface. Entre la puissance géothermique et la puissance solaire, l'écorce de la terre et l'atmosphère se sont interposées et, de ces forces et de ces écrans, résultent d'incessantes ruptures d'équilibre et des dysharmonies successives. Ces dysharmonies créent la vie et la mort. La roche et l'eau sont devenues les éléments essentiels de la terre, de la terre que nous connaissons ; le refroidissement de la matière ignée crée toujours de nouvelles roches, les changements de volume de cette masse ignée produisent des transformations dans la croûte néoformée, l'écorce terrestre attirée par le noyau rétracté, craque, se fissure, les roches se brisent, s'amoncèlent, s'effritent, se créent sous d'autres aspects. L'air et l'eau modifient aussi l'aspect de la roche et un mouvement de forces mystérieuses va du soleil à la terre, de la terre à l'air et à l'eau.

Des phénomènes se succèdent qui vont d'un côté, du foyer central à l'écorce terrestre, de l'autre côté, de l'eau à cette même écorce. Et ainsi s'entrechoquent ou se combinent les phénomènes ignés et les phénomènes aqueux, les actions centrales et les actions atmosphériques, le métamorphisme et l'érosion qui sont les grands facteurs de la tectonique.

Des projections volcaniques, des plissements montagneux, des sédimentations lacustres et marines, voilà les phénomènes qui ont donné à la terre l'aspect sous lequel nous l'étudions.

Dans l'atmosphère, l'eau subit des variations, c'est la vapeur, c'est le nuage, c'est la pluie; à la surface de l'écorce, c'est le glacier, c'est le lac, c'est le torrent, c'est la mer. Et à travers des fissures de l'écorce plissée et rompue, c'est l'eau d'infiltration, c'est l'eau souterraine, c'est l'eau de cristallisation.

A son tour, à travers les craquelures de l'écorce, le feu central manifeste sa vie, tout n'est pas rétraction en lui, il a aussi sa force d'expansion et jaillit sous forme de roche cristalline, sous forme de lave, sous forme de volcan, de geyser, de fumerolle ! Créant dans toute l'épaisseur de l'écorce une calorification qui diminue à mesure qu'on s'approche de la surface et se traduit par le degré géothermique, il remanie l'eau qui, en s'infiltrant, s'est échauffée à son contact ou bien donne un libre essor à l'eau de cristallisation qui compose les roches. L'eau surchauffée et l'eau dégagée se vaporisent et font éclater la masse, et, dans ses excès de vie surabondante, le noyau igné lance de nouvelles roches cristallines et des volcans et des geysers. Si cette grande activité géothermique vient par endroits ravager et transformer la surface terrestre, par endroits aussi elle lui porte les bienfaits de sa puissance calorique. C'est ainsi qu'aux destructions volcaniques s'opposent les bienfaisants courants d'eau chaude qui traversent les océans pour aller des pores de la terre aux champs de glace des mers polaires.

Avec plus de douceur, plus d'harmonie, plus de rythme et plus de constance, en maints endroits, jaillissent les merveilleuses eaux thermales. Pour que se forment ces sources, il a fallu des terres et des eaux, puis des plissements, des failles, des fissures, des infiltrations, des décompositions rocheuses, des éjections vers la surface des eaux infiltrées et soumises à l'influence géothermique, des eaux émanées des roches et vaporisées.

L'eau en s'infiltrant a incorporé les éléments minéraux des terrains traversés et modifié son chimisme, de même que, par son contact avec les eaux thermiques ou son mélange avec les vapeurs cristallines, elle a modifié son magnétisme et acquis ses mystérieuses propriétés médicinales ; jaillissant de la matière ignée à la manière d'un volcan, cette eau éruptive, mélange d'eau venue du ciel et d'eau née dans le feu, nous apparaît avec sa puissance et avec ses vertus de magicienne médicatrice.

Et c'est dans son complexus génétique que l'eau minérale trouve tous les caractères qui la spécialisent et la distinguent des eaux des sources ordinaires, c'est ainsi qu'elle offre sa thermalité, sa teneur en substances minérales, en métaux, en gaz, son état électrique, sa radio-activité.

Tectonique des Pyrénées

Après la formation de la croûte solidifiée que des modifications caloriques et chimiques ont, peu à peu, amenée à l'état de terrain basal ou terrain archéen, le relief de la terre s'est organisé par trois procédés, par la solidification de nouvelles couches internes, par le jaillissement à l'extérieur de masses fluides venant se figer à la surface, par la transformation en éléments solides ou liquides des matières gazéifiées de l'atmosphère primitive. Soumise à d'incessantes modifications d'équilibre, à des actions mécaniques résultant de l'influence de la pesanteur et du jeu des agents atmosphériques, l'écorce terrestre a subi et subit tous les jours de nombreux remaniements. Ainsi se sont formés de nouveaux matériaux indépendamment de la croûte initiale archéenne : les uns, ayant une origine interne, sont les matériaux éruptifs ; les autres, ayant une origine externe sont les matériaux sédimentaires. La formation des matériaux sédimentaires, dans l'étude de ses phases chronologiques, est liée à l'observation du développement progressif de la vie à la surface de la terre. Et, dans cette étude chronologique, l'histoire de la terre est divisée en grandes ères que des éléments caractéristiques permettent de diviser en périodes, sous-périodes, étages. Les géologues distinguent essentiellement :

Une *ère primaire* avec des périodes cambrienne, silurienne, dévonienne, carbonifère, permienne ; une *ère secondaire*, avec des périodes triasique, jurassique, crétacée ; une *ère tertiaire* avec des périodes ou sous-périodes éocène, oligocène, miocène, pliocène ; une *ère quaternaire* avec les périodes pléistocène et moderne.

Les matières éruptives, elles aussi, ont fait leur apparition à des époques diverses et ont particulièrement participé à deux grands mouvements génétiques, l'un correspondant à l'ère primaire et subdivisé en plusieurs phases, l'autre correspondant à l'ère tertiaire et se poursuivant encore par les manifestations volcaniques de l'ère actuelle. Il existe, en outre, des matières sédimentaires modifiées, dites cristallophyliennes qui résultent du passage des matières éruptives surchauffées à travers les terrains sédimentaires et dont les matériaux subissent un métamorphisme qui peut aller jusqu'à leur dissolution, suivie de la cristallisation de certains éléments.

Dans leur ensemble, les déformations de l'écorce terrestre laissent entrevoir certaines lois qui ont régi les phénomènes tectoniques ; certaines pièces de cette écorce ont toujours présenté un caractère de mobilité, d'autres des caractères de stabilité relative. Les premières constituent les géosynclinaux et sont de grandes dépressions allongées, traçant un réseau sur la surface de la terre, où sont venus s'accumuler les matériaux sédimentaires, les autres encadrées par ces géosynclinaux sont les aires continentales.

La contraction progressive due au refroidissement voue ces éléments de l'écorce terrestre à des mouvements, à des oscillations, à des pressions et contrepressions latérales. L'ensemble des déformations résulte de l'addition de quantité de déformations élémentaires et celles-ci se distinguent en trois grandes catégories : les cassures ou failles, les plis, les charriages.

De grands mouvements d'ensemble ont agi sur les aires continentales et les géosynclinaux, modifiant leurs situations respectives et la formation de nouveaux terrains sédimentaires, produisant au cours de leur évolution de grandes ruptures d'équilibre caractérisées par des émergences et des plissements ; on les distingue sous le nom de : ridement huronien, ayant évolué à la période cambrienne ; ridement calédonien correspondant à la période silurienne ; ridement hercynien ayant acquis son mouvement maximum à la période carbonifère ; ridement alpin, grand mouvement des temps tertiaires ayant accompli son maximum à la période miocène.

Dans l'histoire de nos montagnes pyrénéennes, c'est la période tertiaire qui marque les grands faits architecturaux. Après les événements hercyniens le relief de la France, usé et ramené à l'état de pénéplaine, puis, en grande partie envahi par les eaux dans le cours des temps secondaires, a subi de grandes transformations qui sont toutes de date tertiaire : ce relief comprend une zone d'architecture plissée et une zone d'architecture tabulaire. La partie plissée a formé les Pyrénées, les Alpes, le Jura ; la partie tabulaire s'est disposée sous forme d'un certain nombre de zones relevées, réparties dans la Bretagne, le massif Central, les Ardennes, les Vosges, le bassin Parisien.

Les éléments de la zone plissée quoique datant tous de l'ère tertiaire n'ont pas absolument le même âge. La chaîne des Pyrénées a pris sa forme définitive avant la chaîne des Alpes, les mouvements de plissement ont acquis dans les Pyrénées leur maximum d'amplitude vers la période miocène et se sont surtout produits pendant la période oligocène. Dans les Alpes ces mouvements n'ont pris fin qu'au commencement de la période pliocène ; il en résulte que les Pyrénées sont plus anciennes et par suite plus usées que les Alpes, non seulement l'altitude y est moindre et la zône des neiges éternelles infiniment plus restreinte, mais certains traits caractéristiques ont disparu.

Dans les Pyrénées le terrain le plus récent qui ait été plissé est le poudingue de Palassou qui appartient aux étages lutétien supérieur et barthonien (oligocène).

Ces poudingues de Palassou existent sur les deux versants français et espagnol.

Enfin pour plus de précision on peut citer aussi cette observation géologique : dans les chaînons du Plantaurel tout l'oligocène est représenté, sauf l'aquitanien qui se présente en terrains horizontaux ; ce qui indique que les derniers contre-coups se sont produits jusqu'à l'âge de l'aquitanien exclus.

Mais tous les terrains de date antérieure ou même postérieure à l'âge des grands plissements ont été profondément modifiés par l'action de l'érosion et par le phénomène des charriages ; on trouve de ces charriages, en particulier le trias d'une des nappes de recouvrement, qui sont superposés aux poudingues de Palassou, ils sont donc postérieurs à la période géologique qui a présidé à la formation de ces poudingues. Ce sont ces phénomènes de charriage qui ont déterminé la formation des grandes nappes de recouvrement et par suite de toute la zône sous-jacente à la zône primordiale qui, dans les Pyrénées, est disposée en sens axial. Dans la disposition longitudinale de la chaîne on voit, en effet, que les terrains primaires et les masses de terrains granitiques présentent une direction et une situation axiales. Néanmoins les phénomènes de charriage ont été plus marqués sur le versant nord, ce qui a repoussé la ligne de faîte vers le sud. Le travail de démolition considérablement atténué sur le versant méridional y a laissé subsister la plupart des couches éocènes, tandis que le versant septentrional formant écran aux attaques directes des vents humides et violents qui viennent de l'Atlantique, a été démantelé au point que la presque totalité des formations tertiaires, et même une grande partie de la charpente secondaire ont disparu. Sous l'influence des actions glacières, plus intenses sur le versant nord, les phénomènes de démolition ont encore été plus accentués.

Tandis que sur le côté sud les croupes des Sierras correspondent à une fin naturelle, sur le côté nord la surface est artificielle : les chaînons les plus extérieurs ont été coupés par l'érosion qui, en certains points, a fait disparaître toute trace de plis et atténué le relief des saillies.

L'ensemble de la chaîne peut être subdivisé en trois zônes : une partie orientale comprise entre la Méditerranée et le col de la Perche où l'on distingue le massif des Albères et le Canigou ainsi que les plaines symétriques du Roussillon et de l'Ampurdan et où les effondrements se sont avancés jusqu'au cœur de la zone centrale, en faisant disparaître, presque en totalité, les zones extérieures ; une partie centrale allant du col de la Perche au pic d'Anie et où l'on distingue la disposition en bandes axiales des terrains primaires et granitiques ; une partie occidentale dans laquelle les terrains de la zone axiale disparaissent sous une couverture post-primaire ; les terrains plissés y sont représentés par le crétacé et le trias et un noyau ancien s'y manifeste sous forme du massif de Labourd.

Géologie Hydrologique des Pyrénées

Les eaux minérales avec leur origine profonde ne sont pas fatalement vouées à des corrélations étroites entre leur composition chimique et les caractères géologiques du lieu de leur émergence. C'est pour la compréhension de leur origine que les notions précédemment exposées ont une importance; elles nous montrent qu'il faut fouiller à travers les caractères actuels de la chaîne pour retrouver sa disposition primitive. Il faut concevoir les probabilités architecturales du sous-sol pour préciser la disposition des sources, par rapport aux terrains qu'elles traversent. C'est par son infiltration descendante à travers les terrains ou par sa naissance même dans la décomposition volcanique de certaines roches que l'eau acquiert sa constitution chimique et revêt des caractères tirés de l'ensemble des substances qui y sont en dissolution ou en suspension : matières minérales, métalliques, organiques et gazeuses. Le rejet vers la surface s'établit sous l'aspect de filons mouvants et est favorisé par les plissements et par les failles, les plissements à plis de retour très brusques et les fractures largement ouvertes favorisent la montée rapide de l'eau, en lui assurant sa haute température ; la thermalité tient à ce fait du retour brusque, sans lequel l'eau se refroidit à travers les terrains ascensionnels.

Les eaux sulfureuses, surtout caractérisées par leur teneur en sulfure de sodium, émergent dans des terrains primaires au contact des roches cristallines ou dans des terrains métamorphiques. Or, les sulfures naissent de l'action du sulfure de carbone sur la silice et cet élément entre dans la composition des roches cristallines, ou bien résultent des combinaisons qui s'établissent entre les sulfures des pyrites de fer, abondantes dans les terrains métamorphiques, et la soude dont la présence est banale dans ces mêmes terrains.

Les eaux sulfatées émergent dans les terrains secondaires ; leur gisement apparent est, selon les sources, dans le jurassique ou dans le crétacé, mais leur origine est intimement liée avec l'existence, dans le voisinage, d'affleurements de trias. Le phénomène des charriages, qui a joué tant d'importance sur le versant septentrional des Pyrénées, explique la situation de lambeaux triasiques en des points très éloignés de leur emplacement normal, souvent apparus au milieu de terrains récents, dans la plaine.

Les masses gypseuses, les dépôts de gypse anhydre, les grès magnésifères répandus dans les terrains triasiques expliquent la formation des sulfates de chaux et de magnésie. Des roches éruptives, les ophites, accompagnent, dans les Pyrénées, les pointements triasiques, on trouve avec elles des minéraux variés tels que l'arragonite, le fer oligiste, la pyrite de fer, le quartz cristallisé et cela explique la teneur variée des eaux sulfatées.

Les eaux chlorurées émergent toutes dans le crétacé inférieur, au contact même du trias ; l'abondance des dépôts de sel gemme dans les marnes irisées du trias explique surabondamment la formation des eaux chlorurées ;

on voit qu'elles sont liées, dans leur gisement, au groupe des eaux sulfatées.

Les eaux bicarbonatées sodiques ont toutes une origine volcanique, elles émergent dans les roches primitives, granits et gneiss, et l'acide carbonique qu'elles dégagent, en bouillonnements, tire ses réservoirs des dislocations qui parcourent les régions volcaniques.

Les eaux ferrugineuses, en raison de l'abondance du fer sous forme de minéraux variés, peuvent naître dans tous les terrains depuis les plus anciens jusqu'aux plus récents. Elles émergent surtout des terrains granitiques et des schistes des terrains siluriens, et se trouvent dans le voisinage des eaux sulfurées ou bien des terrains triasiques et accompagnent les eaux sulfatées.

Gisement et Classification des eaux minérales

Les eaux minérales trouvent, dans leur gisement, l'explication de leur composition chimique et l'étude de ce gisement offre de grands traits caractéristiques concordant avec leur classification chimique. En examinant les eaux, classe par classe, nous sommes amenés à la considération successive d'assises géologiques d'âge varié ; c'est ainsi que nous pourrons établir les subdivisions suivantes :

1°. — Eaux sulfurées, terrains primitifs et terrains primaires de la zone axiale.

2°. — Eaux sulfatées, terrains secondaires avec des pointements triasiques dans le jurassique et le crétacé.

3°. — Eaux chlorurées, terrains triasiques avec leurs bancs de sel gemme.

4°. — Eaux bicarbonatées, terrains volcaniques de la période tertiaire dans le massif des Albères.

Les autres variétés d'eaux minérales (cuivreuses, ferrugineuses, complexes) ne sont typiques ni au point de vue chimique, ni au point de vue géologique.

I. — Eaux sulfurées Terrains primitifs et Terrains primaires de la zone axiale.

Les eaux sulfurées sont répandues dans la partie orientale et dans la partie centrale de la chaîne pyrénéenne depuis le massif des Albères à l'est, jusqu'au pic d'Anie à l'ouest. Les terrains primaires disposés en longues bandes longitudinales et entrecoupés par des massifs de granit ou de grandes coulées de roches métamorphiques sont bien organisés, grâce aux zones de contact entre sédiments et terrains primitifs et aux poussées dislocatrices des éléments métamorphiques, pour laisser venir au jour des filons d'eau minérale. Ce sont les eaux sulfurées qui tirent leur origine de ce mode architectural. Ce sont surtout les terrains silurien inférieur ou cambrien et silurien moyen ou ordovicien qui sont en contact avec les roches cristallines et favorisent, par leur disposition, l'ascension des eaux thermales sulfurées dont la composition est en rapport avec celle des roches sous-jacentes ; néanmoins en certains points le dévonien ou le carbonifère sont les étages intéressés. Une couche calcaire à tendance laminée, assimilable au système des shistes et phyllades de Saint-Lô, correspondant par suite à l'étage cambrien que l'on dénomme actuellement silurien inférieur, a, par la constance de sa disposition, des rapports étroits avec l'origine des eaux sulfurées dont elle favorise la formation des cheminées ascensionnelles ; on lui donne le nom de dalle.

Cette assise, aux abords du Canigou, se trouve sous forme d'un marbre zoné métamorphosé par la granulite ; dans l'Ariège, elle forme des escarpements caractéristiques aux environs des Cabanes et pointe, par des affleurements, dans la direction d'AX-LES-THERMES ; dans la région de LUCHON, on la trouve sur le versant septentrional de la Maladetta, dans la valléo d'Aure au voisinage de la source sulfurée de TRAMESAYGUES, elle se trouve sous forme de dolomie cristalline avec nombreux cristaux de pyrite ; elle forme ensuite le sous-sol qui étaie la ville de

SAINT-SAUVEUR et c'est dans ses entaillements que coule profondément, au fond d'un gouffre, le gave qui vient de Gavarnie ; à travers la vallée de CAUTERETS des calcschistes ont la plus grande analogie avec cette dalle ; dans la région des EAUX-CHAUDES son rôle génétique thermal est des plus typiques.

Les roches cristallines, en particulier les granulites, sont liées, par leur composition et la constance de leur répartition dans les zones d'eaux sulfurées, à la genèse de ces eaux ; on leur attribue le rôle métamorphique qui transforme les schistes siluriens et les gneiss qui résultent de ce métamorphisme sont liés, aussi, au gisement des eaux sulfurées. La présence des gneiss est constante aux abords des sources de la région du Canigou : les granulites sont très répandues dans le voisinage des sources de CARCANIÈRES et d'ESCOULOUBRE, de LAS-ESCALDAS ; à Ax, la granulite constitue un monticule au sommet duquel s'élève, au sud-ouest de la ville, une statue de la Vierge : à LUCHON, à travers la montagne de Superbagnères, se trouve une belle espèce de granulite à mica blanc palmé.

Les circonstances favorisantes de l'émergence des eaux sulfurées sont, par endroits, le plan de séparation entre les roches primitives et les assises du terrain silurien ; aux EAUX-BONNES le rôle de la dalle dolomitique est des plus évidents ; ailleurs ce sont des filons de roches métamorphiques qui accompagnent les eaux thermales : à AX, c'est un système de failles, très complexe, sorte d'étoilement à quatre branches, qui joue le principal rôle dans la formation hydro-minérale de cette région.

La répartition des sources sulfurées, en allant de l'est à l'ouest, se fait sur toute la longueur de chaîne comprise entre les stations d'AMÉLIE et des EAUX-CHAUDES ; il y a, entre ces deux points d'émergences sulfurées, une distance de 240 kilomètres : le nombre des sources est énorme, on en compte plus de 200. Sur une assez grande longueur comprise entre LAS-CALDAS (d'Andorre) et LUCHON, il n'y a pas d'eaux sulfurées sur le territoire français, mais dans cette zone, on note deux émergences dans le Val-d'Aran, dans cette enclave espagnole du versant français, à ARTIÉS et à LEZ, et, cela, établit une jonction géologique entre les deux groupes français.

Le groupe oriental comprend des stations situées dans le département des Pyrénées Orientales et dans la pointe Est de l'Ariège, ce sont :

AMÉLIE, LA PRESTE, NOSSA, MOLITG, LE VERNET, CANAVEILLES, GRAUS-D'OLETTE, LAS ESCALDAS, ESCOULOUBRE, CARCANIÈRES, USSON, AX, MERENS, LAS-CALDAS en Andorre.

Le deuxième groupe correspondant aux Pyrénées centrales, sises sur la Haute-Garonne et les Hautes-Pyrénées, empiétant très peu sur la bordure orientale des Basses-Pyrénées, comprend : LUCHON, LOUDENVIELLE, CADÉAC, TRAMESAYGUES, BARÈGES, BARZUN, SAINT-SAUVEUR, BEAUCENS, GAZOST, EAUX-CHAUDES, EAUX-BONNES. Cette énumération, à elle seule, montre toute l'importance que présentent les Pyrénées au point de vue de la médication hydro-thermale sulfurée et beaucoup de ces sources sont inutilisées, beaucoup très mal exploitées et, pourtant, il s'agit là l'un trésor thérapeutique unique au monde.

Les gisements sulfurés des Pyrénées constituent une merveille de la nature. En quelques points, l'abondance des eaux est vraiment surprenante : au GRAUS D'OLETTE l'ensemble des sources donne un torrent d'eau chaude d'un débit de 22.000 hectolitres par jour, à Ax soixante sources, toutes de haute thermalité, se déversent partout, dans plusieurs établissements, à de multiples fontaines publiques, dans la rivière elle-même.

A LUCHON, le débit n'est pas énorme mais ce qui est vraiment curieux c'est la multiplicité de sources, à émergences très voisines et ayant toutes des caractères chimiques spéciaux, il y a là une véritable gamme thermale qui est aussi une gamme thérapeutique.

Le degré de thermalité est aussi fort intéressant, on observe au GRAUS D'OLETTE des températures de 79° 4, à AX, 77° 6, à LUCHON, 64° 5, à AMÉLIE, 62°, voilà des sources hyperthermales ; puis viennent des sources chaudes dont la température va de 58° à 42° : à CARCANIÈRES 58°, CAUTERETS 53°, BARÈGES 44° 5, LA PRESTE 44° ; des sources tièdes : EAUX-CHAUDES 36°, SAINT-SAUVEUR 34°, EAUX-BONNES 33° ; enfin des sources froides : à CADÉAC 15° 6.

L'altitude des sources sulfurées est aussi des plus variées : on peut indiquer par ordre décroissant LAS-ESCALDAS à 1.350 mètres, BA-

RÈGES à 1.252 mètres, LA PRESTE à 1.100 mètres, CAUTERETS à 980 mètres, SAINT-SAUVEUR à 770 mètres, AX à 716 mètres, CARCANIÈRES à 700 mètres, LUCHON à 630 mètres, CADÉAC et MOLITG à 450 mètres, AMÉLIE à 270 mètres, LE VERNET à 62 mètres. Et, tout cela prouve la profondeur de leurs réservoirs d'origine, la variété de leur cheminement à travers les terrains sous-jacents, la position variée de ces terrains après qu'ils ont été soumis à toutes les influences des bouleversements tectoniques, des actions érosives et du mécanisme des charriages.

II. — Eaux sulfatées
Terrains secondaires avec des pointements triasiques dans le jurassique et le crétacé.

Les eaux sulfatées viennent des terrains secondaires ; leur émergence apparaît le plus souvent dans les terrains jurassiques et crétacés. Tandis que, sur le versant espagnol, une longue bande de terrain crétacé est restée en place par dessus les assises primaires et au contact des terrains éocène et oligocène qui ont été à peine remaniés par l'érosion, sur le versant français toutes les couches du terrain secondaire ont glissé vers les chaînons annexes, et, jusqu'au contact de la plaine, présentent l'aspect de nappes de recouvrement disposées par bandes et par ilots. Un simple petit bassin de jurassique est resté en place sur l'assise primaire aux environs d'Amélie.

Le trias se fait jour à travers les terrains

crétacé ou jurassique sous forme de pointements très restreints qui ont l'aspect de bandes étroites et allongées dans le sens de la chaîne, dans les régions orientale et centrale ; dans la partie occidentale, il occupe de grandes zones à côté du jurassique et c'est sous ces terrains que la ligne axiale primaire s'est presque complètement évanouie. Ailleurs ce sont de petits bassins, tout à fait à l'ouest, en plein crétacé. On le voit aussi apparaître loin de la chaîne par petits ilots dans les terrains miocène et pliocène des environs de DAX et de la Chalosse.

Le trias, avec ses formations gypseuses et ses coulées ophitiques, paraît être l'assise génétique des eaux sulfatées.

En certains points, son rôle est rendu évident par l'émergence des sources qui se fait sur ce terrain même, mais partout ailleurs, à quelque distance des émergences jurassiques ou crétacées, on trouve les pointements triasiques originels.

Le trias des Pyrénées se présente comme celui de la Franche-Comté et de la Provence avec trois couches : grès bigarré, mouschelkalc, marnes irisées, (Jacquot et Willm).

Dans les eaux d'origine triasique, à l'exception de quelques émergences particulières qui donnent des sources salées, ce sont les sulfates qui prédominent ; les chlorures ne jouent qu'un rôle très secondaire dans leur composition et les bicarbonates qui s'y trouvent ne leur enlèvent jamais le caractère d'eaux sulfatées. Les eaux sulfatées se distinguent plutôt les unes des autres par la qualité d'un sulfate prédominant, et l'on a ainsi des eaux sulfatées magnésiennes, sulfatées calciques, sulfatées sodiques. Mais toutes contiennent à des taux variés chacun de ces sulfates et en outre quelques bicarbonates. Néanmoins le groupe des eaux sulfatées des Corbières se distingue des autres par l'abondance des chlorures.

A l'est, cette série de sources commence au bord de l'étang de LEUCATE, par l'émergence de SALSES, en plein terrain crétacé, mais au voisinage d'une poussée triasique qui, de là, remonte vers Durban.

Dans la vallée de la Salz, affluent de l'Aude, se trouvent les sources de SOUGRAINE, très minéralisées, chargées en chlorures et en sulfates ; leur relation avec le trias est directe.

Plus loin dans la vallée de l'Aude, en plein crétacé, se trouvent les sources de GINOLES, de CAMPAGNE et, en relation avec une bande triasique, les eaux de RENNES et celles d'ALET. C'est un pointement keupérien qui représente le trias à ce niveau.

La station de FONCIRGUE est dans le crétacé inférieur et au voisinage de l'éocène inférieur (terrain nummulitique).

A USSAT, les eaux viennent sourdre dans le terrain jurassique et sont en relation avec des marnes irisées, avec puissants amas de gypse, situées à 4 kilomètres au nord, dans la vallée d'Arnave.

Les sources d'AUDINAC qui naissent sur le crétacé inférieur présentent, dans leur voisinage, une longue bande triasique qui se présente avec ses trois termes, grès bigarré, mouschelkalc, marnes irisées, et passe à travers les côteaux de Paletes et de Pegoumas, pour aller vers Castelnau-Durban et la Bastide-de-Sérou. Dans le massif jurassique et crétacé compris entre le Salat et la Garonne, dans la direction de la vallée de Bellongue qui part de Castillon, on trouve d'importants affleurements triasiques qui dominent les émergences de GANTIES et de BARBAZAN dans le crétacé inférieur, étage aptien, d'ENCAUSSE dans le crétacé inférieur, étage albien, de LABARTHE-DE-RIVIÈRE dans le crétacé inférieur, étage cénomanien, Au cours de remaniements du bassin de captage de la source Livie, à LABARTHE-DE-RIVIÈRE, on a extrait des blocs d'arragonite, roche très répandue dans le trias.

Dans le vallon de SIRADAN, les sources de SIRADAN et de SAINTE-MARIE sortent d'un pointement triasique sous une couverture de crétacé inférieur.

Les eaux de LABARTHE-DE-NESTE, CAPVERN, BAGNÈRES-DE-BIGORRE se trouvent dans le crétacé inférieur, mais on reconnaît, dans le voisinage des unes et des autres, des marnes irisées et des gites d'ophite.

Aux bains de SUBERLACHÉ, dans la plaine de Bedous, on a constaté le présence des trois étages du trias.

A CAMBO, au voisinage du massif gneissique du Labourd et des calcaires compacts que l'on rapporte au lias, on a reconnu des amas de gypse et des pointements d'ophite.

Des ilots triasiques situés dans les terrains miocène et pliocène de la plaine, à l'ouest, donnent les eaux sulfatées de DAX et de PRÉCHACQ et les eaux complexes de GAMARDE et de TERCIS.

Les grands dépôts de sulfates alcalino-terreux répandus dans les étages du début de la période secondaire sont donc en relation avec le gisement des eaux sulfatées. Selon que les amas triasiques sont plus ou moins profondément situés les eaux seront thermales ou froides.

Dans ce groupe, les sources à thermalité élevée sont rares ; les plus chaudes sont celles de DAX : Nehe 64°, Thermes 59°, Baignots 53°, de BAGNÈRES-DE-BIGORRE : Theas 51°, Salies 50°, Reine 47°, Grand-Bain 45°, Salut 31°. A USSAT et à RENNES on note 38°. Puis viennent les sources tempérées : CAPVERN 24°, LABARTHE-DE-RIVIÈRE et AUDINAC 21° et les sources froides : AULUS 13 à 17°, GANTIES 15°, SIRADAN 13°, CAMBO 13°. Sauf AULUS qui est à une altitude de 766 mètres, les autres stations sulfatées ont des altitudes basses ou moyennes : CAPVERN et BAGNÈRES-DE-BIGORRE 550 mètres, USSAT 480 mètres, BARBAZAN 450 mètres. AUDINAC 450 mètres, LABARTHE-DE-RIVIÈRE 408 mètres, GANTIES 400 mètres, RENNES 319 mètres, GINOLES 280 mètres, CAMBO 60 mètres, DAX 8 mètres.

III. — Eaux chorurées
Terrains triasiques
avec leurs bancs de sel gemme.

Les masses de sel gemme que l'on trouve dans les assises des marnes irisées du système triasique sont en relation avec l'éruption des ophites ; SALIES-DU-SALAT appartient aux petites Pyrénées ; là, en dessous de la plaine miocène et quaternaire se sont faits des relèvements des assises crétacées et les failles qui ont accompagné ce mouvement ont mis à jour les deux thermes les plus élevés du trias : le mouschelkalc et les marnes irisées ; un puissant pointement d'ophite forme le monticule auquel la ville est adossée. C'est ainsi, qu'en ce point, se trouvent d'importants gisements de sel gemme et l'eau chlorurée est puisée directement au fond des forages qui traversent ces assises.

A SALIES-DU-BÉARN, le sol de la région est en plein terrain crétacé, mais à un kilomètre au sud de la ville, dans le vallon de Betman, la route met à jour les marnes irisées qui sont associées à des pointements d'ophite. Les forages situés, l'un en pleine ville et l'autre à petite distance, puisent l'eau dans des couches de sel gemme nettement liées à l'existence du trias.

IV. — Eaux bicarbonatées Terrains volcaniques de la période tertiaire dans le massif des Albères.

Les terrains volcaniques sont représentés dans le massif des Albères ; de petits ilots de basaltes se font jour à travers les terrains métamorphiques, gneiss et micaschistes, et à travers les schistes des terrains primaires (silurien inférieur et cambrien). Les sources gazeuses bicarbonatées mixtes dont les plus importantes sont celles du BOULOU, sont en relation directe par leurs réservoirs carbo-gazeux avec les phénomènes volcaniques du sous-sol. Ce sont les seules eaux de ce groupe que l'on rencontre dans les Pyrénées.

En poursuivant la classification chimique, nous trouvons des eaux qui sont sans relations précises et constantes avec des gisements géologiques ; il y a lieu de citer :

5°. — Les eaux ferrugineuses.

6°. — Les eaux cuivreuses.

7°. — Les eaux sulfurées calciques ou sulfatées dégénérées.

8°. — Les eaux complexes.

V. — Eaux ferrugineuses

Les eaux ferrugineuses sont très répandues dans toute la chaîne, on en trouve dans de nombreuses stations sulfatées (RENNES, CAMPAGNE, LABARTHE-DE-RIVIÈRE, BAGNÈRES-DE-BIGORRE, SIRADAN). Les plus intéressantes sont celles qui sont liées aux gisements de pyrites de fer des schistes siluriens ; on en trouve ainsi à SENTEIN, à SALLES-DE-LUCHON, à SOURROUILHE.

VI. — Eaux cuivreuses

Dans ce groupe on cite les eaux de Saint-Christau ; elles naissent du terrain crétacé, présentent les caractères généraux des eaux sulfatées mais se distinguent par leur teneur en carbonate de cuivre à dose pondérable (0 gr. 0003).

VII. — Eaux sulfurées calciques ou eaux sulfatées dégénérées

Les sources de SAINT-BOEZ (Basses Pyrénées), d'EUGÉNIE-LES-BAINS (Landes), de BARBOTAN (Gers), de CASTÉRA-VERDUZAN (Gers), sont des eaux sulfurées calciques. En rapport avec des gisements sulfatés du crétacé ou du miocène, l'élément sulfuré résulte des transformations des sulfates par suite de phénomènes d'oxydations et réductions effectuées dans des assises superficielles.

VIII. — Eaux complexes

Ce sont des eaux chlorurées-sulfurées-sulfatées ; elles sont en relation avec des gisements sulfatés et chlorurés au voisinage d'îlots triasiques ; on peut citer Pouillon et Tercis, dans les Landes.

LE ROLE THÉRAPEUTIQUE
DES EAUX MINÉRALES

Les eaux minérales ont un rôle thérapeutique des plus complexes, on ne peut pas les considérer comme l'eau qui véhicule des substances dissoutes et agit à la façon d'un remède ayant même composition chimique. L'eau minérale est un milieu vivant, c'est un sérum qui se mêle au sérum de l'organisme, qui le vivifie, le transforme, le débarrasse d'impuretés, c'est un milieu vivant qui communique avec l'organisme humain par les liens mystérieux qui vont du magnétisme terrestre à la roche, à la source, à la matière vivante. Et ce sérum que constituent les eaux minérales est souvent si adéquat à la matière vivante qui entre dans la composition du corps de l'homme, qu'on le voit, pour diverses sources, être isotonique du sérum sanguin.

Et, lorsqu'il n'est pas isotonique c'est pour apporter, par endosmose, des substances vivifiantes à notre organisme ou pour emporter, par exosmose, des substances nuisibles. A côté des pharmacopées empruntées aux règnes animal, végétal et minéral, Landouzy a créé un groupe de remèdes appartenant au règne minéral-organique dans lequel se rangent nos sources.

De même que l'être vivant est incessamment traversé par un courant de matière, de même, dit Landouzy, la source est incessamment traversée par un courant de matière qui la renouvelle dans sa substance et la maintient dans sa formule organique, chimique, thermique, électrique.

L'action des eaux minérales sur l'organisme est si spéciale, si élective dans ses effets sur certains organes ou tissus, qu'on a voulu les employer pour pratiquer l'imbibition directe des cellules ; divers expérimentateurs ont fait pénétrer dans l'organisme les eaux minérales sous forme d'injections sous-cutanées et obtenu des effets directs sur les organes ou tissus, d'après le mode même de ces eaux employées en cure thermale.

La vitalité de ce remède que constituent nos sources thermales, impose le devoir d'aller les employer à leur origine. C'est au griffon de la source qu'il faut aller saisir ce remède mystérieux.

Quid Divinum, disaient les anciens, *quid divinum* qui donne aux eaux minérales le rôle de Nymphes puissantes et le caractère de bienfaitrices mouvantes et incompréhensibles.

C'est donc dans son ensemble que l'eau minérale est un remède et, dans ce remède, il y a un mélange d'actions thermiques, chimiques, électriques, radio-actives.

Les grandes classes thérapeutiques des eaux correspondent bien aux grandes classes chimiques, mais, dans chacune d'elles, que de modalités d'actions, en dehors de leurs variétés de minéralisation, selon leurs différences de température, de pouvoir électrique, de pouvoir radio-actif ! Ajoutez à cela les matières organiques et les gaz contenus dans ces eaux et vous verrez comme leur rôle thérapeutique doit être complexe.

Mais aussi, quel pouvoir de pénétration, de diffusion dans l'organisme, quel pouvoir dans les transformations et les échanges cellulaires !

La médication thermale est un groupement de molécules organiques, métalliques et salines et elle vit apparemment par sa thermalité, sa radio-activité, son électricité. Il faudrait donc étudier le milieu hydro-thermal dans ses éléments physiques, chimiques et organiques.

Ces agencements sont si délicatement nuancés qu'ils nous expliquent toute la gamme thérapeutique offerte par les eaux minérales d'un bout à l'autre des Pyrénées. Et, dans la même catégorie de sources, souvent dans la même ville thermale, le milieu vivant qui émerge des griffons offre des aspects, finement variés dans sa constitution, qui se traduisent par de fines modalités thérapeutiques.

Le problème d'une cure thermale est complexe, plus qu'on ne le croit. Une fois établies les grandes classifications qui permettent de guider le médecin dans le choix d'une station pour son malade, dans cette station il y a lieu d'établir quelle qualité de sources doit être employée et sous quelle modalité il doit en être fait usage. Il y a donc d'abord le rôle du médecin général qui choisit la station, puis le rôle du médecin thermal qui indique le traitement précis, le dirige et le surveille.

On connaît dans chaque station les phénomènes de la poussée thermale ou fièvre thermale ; le malade, dès les premiers jours de son traitement, accuse une aggravation de certains symptômes ou même le réveil de symptômes nombreux : constipation, inappétence, diarrhée, fatigue, courbature, sécheresse de la peau, fièvre, attaque de goutte, éruption cutanée ; ils sont variables selon les eaux employées.

A côté se rangent les accidents qui peuvent survenir par suite d'inconséquences thérapeutiques, de l'emploi irrationnel de certaines sources, de la non-adaptation de la source choisie au cas pathologique, cela crée le chapitre des contre-indications thérapeutiques. On ne guérit pas toutes les maladies aux eaux minérales, on ne guérit pas toutes les maladies dans la même station. La tendance actuelle des médecins hydrologues est d'établir une différenciation dans les actions thérapeutiques de nos eaux et d'arriver à la spécialisation des stations et à la spécialisation des sources.

MODE D'EMPLOI
des eaux minéralés

La tendance à la spécialisation des stations a déjà créé et devra créer encore davantage, dans chacune d'elles, des organisations hydro-thermales et balnéaires adéquates à leurs principales indications thérapeutiques. Et, pour s'adapter à ces dernières, les cures hydro-thermales devront mettre à profit les principales qualités physiques ou chimiques des eaux.

Les eaux minérales peuvent être employées en médication interne ou en médication externe.

A. — La médication interne ou boisson n'est pas utilisable dans toutes les stations ; il y a des variétés d'eaux minérales dont la composition chimique s'oppose à l'ingestion par la voie gastrique, les eaux chlorurées par exemple ; d'autres, telles que certaines eaux sulfatées, sont indigestibles et ne doivent être bues que modérément et avec prudence. D'autres, au contraire, presque isotoniques du sérum sanguin, peuvent être bues directement par les tissus et employées en injections sous-cutanées.

A l'ingestion ordinaire par voie gastrique on peut aussi ajouter l'ingestion par voie rectale ; mais celle-ci n'est favorable qu'avec les eaux isotoniques ou hypotoniques au sérum sanguin. Je citerai, dans cet ordre d'idées, l'utilisation chez les hémorragipares ou chez les urémiques de grandes injections rectales pratiquées sous faible pression avec des eaux sulfatées et bicarbonatées légères, telles que la source *Livie* de LABARTHE-DE-RIVIÈRE.

L'eau minérale prise en boisson doit toujours être employée avec modération et avec circonspection ; c'est ainsi qu'on donne des eaux tièdes sulfatées-bicarbonatées légères à des gastralgiques, à des spasmodiques ; tandis que les dilatés gastriques et les atoniques devront recourir aux eaux bicarbonatées chaudes.

Les eaux sulfureuses, si utiles par la voie

interne, dans les cas de lymphatisme, syphilis, affections broncho-pulmonaires, infections des voies urinaires, devront être employées froides dans les affections à tendance congestive, telles que la tuberculose, tandis qu'elles devront être bues chaudes dans toutes les autres affections chroniques des voies respiratoires.

Et il s'agit d'eaux froides ou d'eaux chaudes au griffon et non d'eaux artificiellement refroidies ou chauffées, c'est ainsi que toute cure hydrominérale pour être efficace doit être suivie avec l'eau utilisée au griffon.

Dans la technique des captages, on doit toujours organiser les buvettes le plus près possible des griffons, de manière à ne pas altérer les eaux minérales destinées à la boisson ; il devrait en être de même, dans la technique de l'embouteillage, pour les eaux qui, par leur composition chimique et par leur stabilité, peuvent, en conservant toutes leurs vertus, être emportées et bues au loin à domicile. Une des plus intéressantes installations des Pyrénées, celle de LABARTHE-DE-RIVIÈRE, a tenu compte de toutes ces exigences thérapeutiques.

L'heure de la boisson n'est pas indifférente, les eaux sulfatées magnésiennes, purgatives, doivent être bues à jeun ; il en est de même des eaux sulfatées calciques, diurétiques ; les eaux sulfatées bicarbonatées sodiques sont bues à jeun aussi bien qu'aux repas.

Les eaux sulfureuses sont bues dans l'intervalle des repas, les eaux bicarbonatées souvent au moment des repas, d'autres fois peu de temps après le repas.

Ces préceptes nous éloignent de la pratique empirique de certaines stations où les malades refusent tout conseil médical et boivent abondamment, par grands verres, jusqu'à l'intolérance ; ils risquent ainsi de se donner des dilatations de l'estomac, d'éprouver de violentes indigestions par surcharge et fatigue de l'appareil gastro-intestinal et, enfin, on a même vu des cas d'occlusion intestinale provoqués par la dilatation et l'atonie de l'intestin.

L'heure de l'ingestion, la dose, tout cela varie selon les qualités de l'eau et selon les symptômes qu'elle doit combattre.

La tolérance des malades est aussi plus ou moins liée aux propriétés organoleptiques de ces eaux, les unes étant légères, de saveur agréable, d'autres lourdes et crues, d'autres d'odeur et de saveur nauséeuses.

B. — La médication externe est destinée à agir sur la peau ou sur les muqueuses, la stimulation ou la sédation qui en résultent font sentir leur influence sur l'état général.

L'action sur la peau s'obtient par les bains, les douches, les bains de boue, les bains thermo-électriques, par l'ionisation.

L'action sur les muqueuses s'obtient par les gargarismes, les irrigations locales, les pulvérisations, les inhalations.

Les bains sont en usage dans presque toutes les stations thermales, l'utilisation de toutes les qualités de l'eau minérale est d'autant mieux assurée que l'eau subit le moins de modifications possibles entre sa sortie du griffon et son entrée dans la baignoire.

Les eaux qui perdent le moins de leurs propriétés sont celles qui émergent à la température de 33 à 40 degrés, et peuvent être utilisées directement ; certaines sources sont assez abondantes pour que les baignoires soient incessamment traversées par un courant d'eau minérale : ce sont les bains à eau courante dont la vitesse de renouvellement peut être graduée selon les besoins des malades.

D'autres eaux à température trop peu élevée sont chauffées, soit directement dans des chaudières, soit par le procédé du thermo-siphon, soit par des serpentins à vapeur surchauffée. Au contraire il existe des eaux hyperthermales qui doivent être refroidies : on agit dans ce sens soit par des serpentins d'eau froide, soit par le mélange avec de l'eau minérale refroidie.

La durée du bain et sa température, en outre des qualités mêmes de l'eau, ont une grande importance et doivent être l'objet de prescriptions médicales très soignées. Employées en bains, les eaux minérales ont non seulement une action liée à leur composition chimique, mais sont aussi sous la dépendance, dans leurs effets, de leur teneur en électricité, en radio-activité, en azote et en gaz rares.

Certaines eaux ont une action directe sur la peau par leur onctuosité et par l'impression qu'elles donnent de velouté et de douceur ; ces qualités sont dues à leur alcalinité ou à leur teneur en matières organiques.

La peau, par sa couche épidermique, s'oppose à l'absorption des substances dissoutes dans l'eau minérale, mais celles-ci ont un effet par leur action sur les terminaisons nerveuses et les modalités des impressions qu'elles déterminent. Ce sont surtout les effets relevant des propriétés physiques des eaux minérales qui sont appréciables. On a néanmoins admis, à la suite d'expériences diverses, que le corps, au cours de la balnéation, absorbait des gaz ainsi que des substances dissoutes, après des bains prolongés et de bons décapages de la peau.

Les courants électriques augmentent ce pouvoir d'absorption et on les a utilisés pour favoriser celle de composants minéraux des eaux thermales ou de substances médicamenteuses artificiellement dissoutes dans ces eaux : c'est l'ionisation. On la pratique surtout dans le traitement des lésions articulaires, des lésions goutteuses, des cicatrices vicieuses ; cette méthode trouve actuellement de fréquentes applications avec les séquelles de guerre chez nos malheureux blessés.

Les étuves naturelles chauffées par les vapeurs d'eaux minérales exercent d'heureux effets sur l'organisme, tant par la sudation qu'elles provoquent que par l'action directe de ces vapeurs.

On apprécie aussi en thérapeutique les actions diverses des bains locaux.

Les douches générales et locales, données avec l'eau minérale, constituent, dans certaines stations, un des éléments les plus précieux de la cure ; elles s'adressent surtout aux maladies nerveuses, aux atonies musculaires, à des troubles de la nutrition tels que l'obésité. La pratique des douches est des plus complexes ; elle nécessite des techniques bien réglées, des applications bien appropriées à chaque cas : on pourrait causer de grands dommages avec des douches intempestives ou provoquer des effets inverses à ceux que l'on recherche. Les douches trouvent leur utilisation fréquente en thérapeutique thermale ; l'action de l'hydrothérapie est élargie ici en raison des multiples propriétés de l'eau employée.

Les divers modes d'application des eaux minérales sur les muqueuses sont variables selon les stations et selon les qualités physico-chimiques des eaux employées.

On agit sur la muqueuse pharyngée par les gargarismes, les douches locales, les pulvérisations ; sur la muqueuse nasale par des irrigations locales.

Les pulvérisations se pratiquent, soit d'après le procédé d'un jet d'eau, à pression, brisé sur une palette ou à travers les mailles d'un tamis, et aussi, d'après le procédé de l'aspiration par un jet de vapeur ; c'est le même mécanisme que dans les pulvérisateurs à vapeur.

Ces mêmes appareils sont précieux pour le traitement à domicile des affections des voies respiratoires avec les eaux sulfureuses froides (LABASSÈRE, CADÉAC, SAINT-BOEZ).

Pour les affections bronchiques et pulmonaires, on a recours aux inhalations et aux humages.

Dans les inhalations, les malades respirent l'atmosphère d'une salle remplie des gaz dégagés des sources, ou bien des gaz ou des vapeurs dont le dégagement est forcé par le surchauffage de l'eau dans des chaudières spéciales, ou bien un mélange de gaz et de vapeurs avec des gouttelettes d'eau envoyées dans la salle par un procédé de fine pulvérisation ou brumification.

Les humages constituent le type de la thérapeutique respiratoire en usage dans nos Pyrénées ; à ce point de vue, les stations doivent être distinguées en deux groupes :

1° — Celles où le humage est la pénétration dans les poumons de gaz dégagés spontanément des sources (hydrogène sulfuré, azote, vapeurs de soufre) et dont le dégagement est favorisé par le passage de l'eau dans des appareils disposés pour créer une grande surface d'évaporation et pour réaliser un dispositif de concentration de ces gaz dans une cheminée qui s'ouvre, extérieurement, à la bouche d'inhalation ; dans ce groupe se placent LUCHON, AX ; CARCANIÈRES.

2° — Le humage avec des eaux sulfureuses à composition fixe qui, n'étant pas assez riches en gaz spontanément dégagés, sont elles-mêmes finement poudroyées et vaporisées à l'aide d'appareils spéciaux : c'est le système utilisé à CAUTERETS. Sous une forme spéciale le humage est appliqué au traitement des maladies de l'oreille par des insufflations dans la trompe d'Eustache, des installations de ce genre existent à LUCHON et à AX.

ÉLÉMENTS ADJUVANTS
DE LA CURE THERMALE

Le malade soumis à l'action des eaux minérales tire aussi un grand bénéfice d'éléments adjuvants de la cure thermale. Ces éléments adjuvants se divisent en deux ordres : 1° Les procédés thérapeutiques complémentaires de l'action hydro-minérale. 2° Les conditions générales tirées du climat, de l'altitude, des régimes diététiques.

1° Procédés thérapeutiques complémentaires de l'action hydro-minérale

Tout en évitant les excès de généralisation d'action thérapeutique des diverses eaux minérales, tout en évitant la méthode qui consiste à guérir toutes les maladies dans chaque station et de trouver des applications de la même eau à des quantités d'affections différentes, on est conduit, dans les stations thermales, à renforcer l'action propre de l'eau minérale par l'application de méthodes voisines de la méthode balnéaire. C'est ainsi qu'on peut additionner les bains de diverses substances afin d'augmenter l'action de leur élément principal ou de rendre plus tolérables les eaux qui, sans ces substances, auraient une action trop vive sur l'organisme.

En clinique thermale, on a recours, assez communément, dans les stations chlorurées et même dans les stations sulfureuses, à l'addition d'eaux mères à l'eau des bains. Les eaux mères sont le résidu de l'évaporation des eaux salées et, par suite, sont le résultat de l'extraction du sel aux salines marines ou aux bancs de sel gemme. C'est un liquide épais, poisseux, sans odeur, d'une saveur acre et saumâtre ; elles contiennent surtout des chlorures et des bromures, mais, aussi, de la soude, du fer et des iodures. On les emploie surtout en mélange avec les bains d'eaux chlorurées, mais on les transporte dans certaines stations sulfureuses ou sulfatées ; on les emploie aussi à domicile où elles constituent, en addition aux bains ordinaires, toute la médication. La quantité que l'on ajoute aux eaux chlorurées varie selon les cas et selon la période de la balnéation ; on ajoute ainsi de un à dix litres en allant progressivement. On a recours à ces additions d'eaux mères chez les enfants scrofuleux ou chez les femmes atteintes de fibromes et, d'une manière générale, pour corriger l'effet excitant des bains chlorurés ou sulfureux. En applications locales, elles ont des effets résolutifs sur les engorgements ganglionnaires, les fistules osseuses.

Les boues thermo-minérales constituent une médication active qui, utilisée d'abord, à l'origine, sous forme de bains dans des sortes de marais naturels au voisinage des sources, s'est perfectionnée et a créé une véritable branche thérapeutique.

Ces boues sont constituées par la stagnation de l'eau minérale émanée des sources, dans des endroits déclives où les terres sont émiettées, macérées, où des dépôts organiques viennent s'ajouter à la boue minérale et où l'ensemble du milieu est activé par la vie qui lui est donnée par le développement de conserves thermales ; en outre, les eaux ajoutent leurs propres dépôts en sels et en matières organiques. Ces boues sont transportées, déposées dans des cuves, délayées avec de l'eau minérale et utilisées, soit dans des baignoires, soit dans des piscines. Dans la région Pyrénéenne, les boues sont utilisées à DAX, à PRECHACQ, à BARBOTAN. A DAX, les boues sont accrues du dépôt limoneux de l'Adour qui inonde les terres d'où émergent les griffons d'eau thermale.

On utilise aussi à SENTEIN des boues qui sont plutôt exclusivement minérales, qui résultent du dépôt des abondants sels métalliques qui se trouvent dans cette eau et que l'on recueille dans un petit bassin où s'écoule le trop plein de l'eau de la buvette. Ces dépôts métalliques ne sont utilisés qu'en applications locales.

Les bains de boues s'ordonnent surtout aux malades atteints de rhumatismes, d'arthrites et de névralgies rebelles et, en applications locales, aux affections cutanées chroniques ou aux lésions articulaires. On a voulu aussi saisir comme précieux adjuvant de l'eau thermale sa propre radio-activité. Avant la guerre l'administration des thermes des CONVÈNES à LABARTHE-DE-RIVIÈRE se proposait d'emmagasiner, dans des boues minérales artificielles, la radio-activité de la source LIVIE pour en faire des applications locales. Dans une région voisine des Pyrénées, à LAMALOU, on a utilisé depuis quelques mois la radio-activité des émanations carbo-gazeuses des sources ; ces applications radio-actives ont une action tonique sur l'organisme.

Une de mes opérées de tumeur du sein à qui j'avais conseillé un traitement radiothérapique que j'ai l'habitude de faire appliquer dans ces cas, par suite de relations familiales, au lieu de suivre, en ville, un traitement par les rayons X, est allée à LAMALOU suivre un traitement par les gaz radio-actifs et en a retiré un effet de remontement de l'état général.

Dans certaines stations, les inhalations et la vaporisation d'eaux minérales sont additionnées de substances médicamenteuses, mais cette pratique n'est pas de mise dans nos Pyrénées avec leurs puissantes émanations sulfureuses.

Pour certaines affections d'ordre général, telles que l'arthritisme et l'obésité, ou local, telles que les atrophies musculaires ou les lésions articulaires, la pratique des massages, à la suite du traitement hydrothermal, donne de précieux résultats. Les douches-massages, les étuves locales ou générales produisent également d'intéressants effets thérapeutiques.

La mécanothérapie, exercée concurremment avec le traitement balnéaire, amène de notables améliorations des états pathologiques des muscles ou des articulations. Son application a eu de très heureux résultats chez nos blessés de guerre soignés à Ax ou à LUCHON. Dans les stations d'enfants, nous ne saurions trop conseiller la pratique de la gymnastique suédoise ; l'enfant, qu'il suive ou ne suive pas le traitement thermal, se trouvera toujours bien d'utiliser ses vacances à apprendre les principaux mouvements de gymnastique suédoise ; il en prendra le goût et les continuera ensuite toute l'année dans sa famille.

Les masseurs ou masseuses et les professeurs de gymnastique suédoise sont, dans les stations thermales, de précieux collaborateurs du corps médical.

Dans les établissements thermaux qui disposent d'eaux à la température de 30 à 35°, l'installation de bassins de natation à eau courante procurera à la clientèle, particulièrement aux enfants, les plaisirs d'un sport intéressant et utile. Les Pyrénées, à ce point de vue, ont un gros effort à faire pour leurs installations.

2° Conditions générales climatiques

Dans une cure thermale, l'altitude de la localité n'est pas indifférente, elle en est un précieux adjuvant, souvent elle la spécialise. Les hautes altitudes ont une action tonique et excitante, les altitudes basses une action sédative, les altitudes moyennes correspondent à une action tonique modérée et non excitante.

L'altitude entre, pour une grande part, dans la caractéristique du climat ; mais celui-ci est soumis à d'autres influences : orientation du lieu, situation sur un point en saillie ou sur un point déclive, régime des vents, abondance des pluies ; l'état hygrométrique est même influencé par la composition du sol ; sur un terrain perméable, la chute de la pluie sera suivie d'infiltrations rapides et entretiendra pendant moins longtemps, par évaporation, l'humidité de l'atmosphère.

La chaîne des Pyrénées, orientée de l'Est-18°-Sud à l'Ouest-18°-Nord, présente trois régions hydrographiques principales qui toutes sont caractérisées par un climat différent.

Les Pyrénées orientales qui jettent leurs fleuves dans la Méditerranée et donnent ainsi : le TECH, la TÊT, l'AUDE.

C'est un climat doux, chaud, très peu pluvieux, en certains points agité par les vents du nord. Ces vents du nord assainissent et rafraîchissent l'atmosphère, mais il suffit d'être à l'abri des vallonnements pour avoir tous les bénéfices de la chaleur et de la pureté de l'air, sans avoir les inconvénients de la violence des vents. C'est dans cette région qu'il faut rechercher les stations climatiques d'hiver ; grâce à ce climat, les établissements d'AMÉLIE, du VERNET, du BOULOU peuvent rester ouverts toute l'année.

Les Pyrénées centrales, avec le bassin de la Garonne, correspondent aux points les plus élevés de la chaîne, aux neiges éternelles, à des vallées ouvertes vers le Nord ; la pluie y est abondante et souvent transformée en neige, en hiver ; c'est la région de prédilection des saisons estivales. Les vents du sud qui, en été, dessèchent la plaine de la Garonne, sont coupés par la haute muraille qui limite toutes les vallées au sud ; en hiver, dans ces régions, on a les bénéfices du vent du sud qui réchauffe l'atmosphère et fait rapidement fondre la neige, sans en avoir les ennuis.

Les Pyrénées occidentales, comprises dans le bassin de l'Adour, véritable type du climat océanien, doux et humide, présentent, dans les points élevés des vallées, les mêmes caractères que les Pyrénées centrales ; dans les points déclives des vallées, et aux abords de la chaîne, la température est douce et propice aux séjours prolongés. Je ne conseillerai pas cette région au même titre que les Pyrénées orientales pour les séjours d'hiver. Toutefois Pau et Biarritz jouissent des faveurs d'une nombreuse clientèle étrangère qui en fait des centres d'hivernage. Ce sont des localités où le climat est doux, mais qui bénéficient du voisinage de la montagne et de la fréquence des pluies : l'hiver y est doux mais c'est tout de même l'hiver, tandis que dans les Pyrénées orientales ou dans l'Aude, à l'abri des vents du nord, on baigne dans le soleil et dans une atmosphère sèche. La côte méditerranéenne qui fait suite aux Pyrénées orientales est aussi, par sa position, une région de prédilection pour stations hivernales.

Les différences climatiques de ces régions permettent d'offrir toute une gamme de stations estivales et de stations hivernales ; à chacune répondent des applications thérapeutiques.

Enfin entrent en combinaison dans ces spécialisations des climats, l'altitude, la latitude, l'orientation. Les cures d'altitude commencent à partir de 1.000 mètres et c'est surtout à partir de ce point que l'on observe des modifications dans le rythme et les échanges respiratoires, dans l'état hématopoïétique, dans le retentissement sur le système nerveux.

Parmi les stations thermales d'altitude, nous pouvons citer : LAS-ESCALDAS 1.350, LA PRESTE 1.100, BARÈGES 1.232 ; parmi les points destinés à devenir des stations climatiques : MONT-LOUIS, GAVARNIE et surtout

Font-Romeu (1.800 mètres), Superbagnères (1.900 mètres). Cette dernière station s'organise pour devenir non seulement une station climatique mais aussi un centre de sports d'hiver.

De 1.000 à 400 mètres, nous sommes dans le climat d'altitude moyenne mais avec de grandes variations pour envisager chaque cas particulier ; certaines stations à 400 mètres sont tributaires des climats de la plaine tandis que des stations comme Carcanières 700 mètres, Ax 716 mètres, Sentein 760 mètres, Saint-Sauveur 770 mètres, Eaux-Bonnes 750 mètres, Cauterets 890 mètres, peuvent procurer les mêmes avantages thérapeutiques que les stations d'altitude et, en disant les mêmes avantages, je mets en relief qu'elles ont, en moins, un inconvénient, celui de l'excitation du système nerveux.

En pratique, on réservera les climats au-dessus de 700 mètres aux personnes que l'on veut tonifier et que l'on ne craint pas d'exciter et les climats d'altitude inférieure à ce chiffre, avec prédilection pour les altitudes comprises entre 400 et 700 mètres, aux malades qu'il importe de tonifier tout en ménageant leur système nerveux ; en évitant l'excitation nerveuse, le climat moyen apporte les bénéfices d'une meilleure nutrition, de meilleurs échanges, d'une activité métabolique favorable à tout l'organisme, en même temps que ceux d'une régularisation des forces nerveuses. Les malades tonifiés, calmés, ont le double bénéfice tiré d'un meilleur sommeil et de meilleures fonctions digestives.

Et ceci m'amène à parler d'un élément annexe de la cure thermale, la diététique alimentaire. Peu en faveur dans les Pyrénées où les malades suivent des régimes qui contrastent avec la spécialité de leur traitement thermal, la diététique s'est implantée dans certaines stations françaises. Je dois insister sur la nécessité qu'il y a, pour le médecin, à ordonner, et, pour le malade, à exécuter le régime qui convient à son affection. Il n'y a pas lieu d'instituer la table de régime unique dans chaque station, mais il y a lieu d'encourager le malade, par des préparations culinaires bien choisies, à compléter sa cure thermale par la cure diététique qui lui convient.

Dans certaines régions, c'est la diététique qui constitue tout le traitement et les succès ne sont pas à se compter ; on sait les brillants résultats obtenus à LAUSANNE par les régimes du docteur COMBE. Dans le voisinage de notre région pyrénéenne, aux portes de TOULOUSE, a été instituée une maison d'hydrothérapie et de régimes, encore trop peu connue, qui a redonné la santé à nombre de gastropathes et de neurasthéniques qui avaient épuisé toutes les ressources de la thérapeutique ; c'est sur les vestiges d'un institut de kneippisme que le docteur FOURNIAL a organisé cette maison de régimes à MONTJOIRE (Haute-Garonne). Dans ces régimes, du reste, le docteur FOURNIAL fait jouer un grand rôle à la boisson d'eaux minérales transportées en bouteilles et appliquées à chaque cas particulier.

LES GRANDS TRAITS
DE LA
Médication hydro-thermale

La classification géologique des sources, en corrélation étroite avec leur classification chimique, doit être maintenue dans l'étude, à grands traits, de leur valeur thérapeutique. Les quatre grandes classes d'eaux : sulfurées, sulfatées, chlorurées, bicarbonatées, correspondent à des différenciations médicales très nettes ; les autres variétés : ferrugineuses, cuivreuses, sulfurées-dégénérées, complexes, ne se caractérisent que par quelques effets thérapeutiques spéciaux. Il ne peut être question, dans les Pyrénées, de cures arsenicales car les eaux qui présentent une notable teneur en arsenic sont tantôt des eaux sulfurées, tantôt des eaux sulfatées ou ferrugineuses ; néanmoins la présence de ce produit spécialise certaines eaux et explique leur action élective sur les affections scrofuleuses ou cutanées ; c'est le cas des sources sulfurées d'USSON qui sont très spéciales à cause de l'arsenic qu'elles contiennent. Nous allons donc conserver, dans l'examen des effets physiologiques et des indications thérapeutiques des eaux thermales, la classification déjà établie. Je ne donnerai là que des indications d'ensemble et c'est en se référant aux travaux publiés dans chaque station par les médecins hydrologues que l'on pourra compléter ce gros chapitre. D'ailleurs il est indispensable que, dans n'importe quelle station, le malade prenne toujours l'avis d'un médecin consultant ; mon but est de mettre en relief les ressources thérapeutiques de nos Pyrénées thermales, mais je n'ai pas qualité pour édicter des préceptes utilisables directement par les malades.

I. — Eaux sulfurées

Les eaux sulfurées se distinguent, au point de vue chimique, par leur teneur en sulfure de sodium, hydrogène sulfuré, hyposulfites, sulfites, chlorures, silicates. La dose de monosulfure varie de 0.01 à 0,03 centigrammes par litre, mais elle peut atteindre 0,04 à BARÈGES, 0,07 à LUCHON et à CADÉAC. Les hyposulfites varient de 0,05 à 0,15 centigrammes.

La constance du sulfure de sodium leur vaut la dénomination de sulfurées sodiques. Presque toutes les eaux sulfureuses des Pyrénées entrent dans cette classe, mais il faut distinguer :

1° Des eaux sulfurées qui présentent de l'hydrogène sulfuré libre et se décomposent sous l'influence de l'air en dégageant des vapeurs de soufre : EAUX-BONNES, LUCHON, AX, AMÉLIE, CARCANIÈRES.

2° Des eaux sulfurées stables, sans dégagement notable d'hydrogène sulfuré, ne se décomposant pas en vapeurs de soufre ; ce sont des eaux qui agissent essentiellement par leur sulfure de sodium, leurs sulfites et hyposulfites ; le type de ces eaux est CAUTERETS et de nombreuses stations viennent s'y ranger.

3° Des eaux polysulfurées dont BARÈGES est le type (Ferras).

4° Des eaux sulfurées silicatées, caractérisées, en outre des éléments sulfurés ordinaires, par leur teneur en silicate de soude, ce sont les sources de LA PRESTE et la source RAVI de LUCHON.

Les effets thérapeutiques généraux des eaux sulfurées résultent de l'action du sulfure de sodium, des sulfites, des hyposulfites ; les effets thérapeutiques spéciaux sont tirés de l'action de l'hydrogène sulfuré, de la vapeur de soufre, des silicates.

La minéralisation des eaux sulfurées sodiques est faite sous forme de monosulfure de sodium ou sous forme de sulfhydrate de sulfure. Ces sulfures sont destinés à se transformer, par le mécanisme des réactions chimiques, sous l'influence de l'acide carbonique de l'air ou de l'eau, de l'hydrogène de l'eau, de l'oxygène de l'air. Il en résulte, soit pendant leur trajet de la source à l'organisme, soit pendant leur passage dans l'organisme lui-même, que les composés sulfurés prennent des destinées diverses : hydrogène sulfuré et carbonate de soude, formation de sulfites et d'hyposulfites, transformation ultime en sulfates.

Au point de vue de leurs effets, ces diverses substances méritent d'être ainsi retenues :

Les sulfures, après leur décomposition, agissent par leur hydrogène sulfuré ; celui-ci, entrant en combinaison avec le fer des globules rouges, forme un sulfure de fer ; il active la formation de la bile ; par son élimination pulmonaire et cutanée, il exerce une action topique sur les voies respiratoires et sur le tégument extérieur.

Les sulfites et hyposulfites, ceux-ci étant un peu moins actifs que les premiers, exercent une action sur les matières albuminoïdes, fluidifient le sang et lui donnent une belle coloration rosée ; ils agissent sur la muqueuse gastrique en excitant son fonctionnement ; ils augmentent la diurèse.

Les eaux présentant des émanations spontanées d'hydrogène sulfuré sont tout particulièrement utilisées sous forme d'inhalations et de humages ; avec ces eaux, le humage est l'aspiration directe de vapeurs naturelles ; on conçoit que les stations qui présentent ces qualités doivent être particulièrement recherchées dans le traitement des affections des voies respiratoires.

C'est à LUCHON, à AX, à CARCANIÈRES que ce traitement idéal peut être appliqué.

A AMÉLIE, les vapeurs naturelles d'hydrogène sulfuré sont mélangées à de la pulvérisation d'eau sulfurée.

A CAUTERETS, c'est la fine pulvérisation qui constitue, à elle seule, tous les éléments du humage ; au point de vue de ce traitement spécial, cette variété d'eau présente une grande infériorité sur celles du premier groupe.

Les eaux instables, comme celles de LUCHON et d'AX, présentent, sous l'infleunce des oxydations de l'air, des transformations qui mettent du soufre en liberté. Par quel mécanisme ces eaux deviennent-elles des émulsions de soufre et se présentent-elles extérieurement sous l'aspect d'eaux blanches ? Au point de vue du mécanisme chimique, il y a matière à discussion, mais le fait est évident. Les eaux, en outre, dégagent du soufre libre qui se dépose autour des bouches d'inhalation sous forme de fleur de soufre. Ajouté à l'hydrogène sulfuré des inhalations, ce soufre agit sur les voies respiratoires. Dans la médication externe, ces eaux blanchies ont une action élective sur les maladies de la peau.

Les eaux polysulfurées (BARÈGES) se caractérisent par une action favorable sur la nutrition, un relèvement rapide de l'organisme, une excitation du système nerveux, une action tonique sur le système musculaire, le réveil des processus de la cicatrisation dans les plaies atones et les fistules osseuses.

A côté de ces eaux, il en est qui, par suite de combinaisons particulières des sulfites, au lieu d'avoir des effets excitants, ont des effets sédatifs : source BORDEU et source FERRAS à LUCHON, source des DAMES à SAINT-SAUVEUR, mais ce sont des effets tout à fait relatifs ; jamais, avec les eaux sulfureuses, on n'obtiendra les effets sédatifs que donnent certaines eaux sulfatées.

Les eaux sulfurées silicatées, par leur silicate, ont une action antifermentescible qui fait opposition à la décomposition ammoniacale des urines, aussi sont-elles indiquées dans le traitement des affections suppurées des reins et de la vessie, on obtient cet effet avec les eaux de LA PRESTE et de RAVI à LUCHON.

Il faut signaler, dans certaines eaux sulfurées, l'abondance du gaz azote dégagé en grosses bulles ; l'azote aurait dans ce cas une action sédative. Les gaz rares, argon, hélium, formène, ont été observés associés à l'azote.

Enfin les eaux sulfurées se distinguent aussi par leurs propriétés physiques et particulièrement par leurs qualités organoleptiques, par leur contact doux et onctueux dans les eaux chargées de matières organiques, (glairine, barégine) ou fortement alcalines (sulfatées par suite de la réduction des éléments sulfurés) ; elles agissent aussi par leur électricité qui les rend excitantes et par leur radio-activité qui les rend toniques et sédatives. Mais les qualités physiques des eaux sulfurées ne leur sont pas spéciales, on les retrouve dans d'autres eaux de la catégorie des sulfatées. L'étude de la radio-activité est particulièrement troublante ; dans la même station, une eau sera très radio-active et cet état ne sera pas en rapport avec la teneur en éléments constituants principaux, tandis que d'autres sources minérales seront totalement indifférentes ; c'est ainsi qu'à LUCHON la source BORDEU a une radio-activité à l'émergence de 9,78, la source du SAULE 4,71, la source FERRAS 2, tandis que la source VIGUERIE à AX (une des plus sulfurées des Pyrénées) a 1,16 et que les EAUX-BONNES et CAUTERETS ont 0,33.

Considérées, dans l'ensemble de leurs qualités, les eaux sulfurées présentent les indications thérapeutiques suivantes :

Affections des voies respiratoires (humages, inhalations, pulvérisations, gargarismes, boisson).

Affections de la peau (bains, pulvérisations, boisson).

Rhumatismes, affections articulaires, amyotrophies (bains et douches).

Syphilis, en agissant comme tonique général et comme tonique cellulaire et en favorisant l'assimilation et l'élimination du mercure (bains et boissons).

Lymphatisme, adénopathies (bains et boisson). Les eaux sulfurées contenant de notables proportions d'arsenic, telles que les eaux d'Usson, sont particulièrement indiqués dans ces cas.

Tuberculose pulmonaire, sous condition d'employer des eaux sulfurées non congestives, en particulier les eaux sulfurées froides (CADÉAC, LABASSÈRE, GAZOST).

Affections suppurées des voies urinaires (LA PRESTE, RAVI), mais dans les maladies de l'appareil urinaire il faut proscrire les eaux sulfurées dans tous les cas de lésions à tendances congestives et à manifestations hématuriques.

II. — Eaux sulfatées

Les eaux sulfatées comprennent toute une série de sources minérales caractérisées par la présence de sulfates et de bicarbonates, l'acide sulfurique et l'acide carbonique sont associés aux bases : sodique, calcique et magnésienne.

On a bien souvent désigné, à tort, sous le nom d'eaux bicarbonatées, certaines de ces eaux qui sont à la fois sulfatées et bicarbonatées ; l'élément prédominant au point de vue de l'action physiologique est le sulfate et la quantité de bicarbonate est si minime qu'il ne faudrait pas, par un artifice de classification, entraîner le médecin ou le malade à confondre ces eaux sulfatées et bicarbonatées, avec les eaux minérales bicarbonatées qui se distinguent par leur acide carbonique libre et leur forte teneur en bicarbonates, éléments qui les spécialisent au point de vue thérapeutique. Et pourtant on a appelé bien souvent PETIT-VICHY, des eaux qui sont des sulfatées bicarbonatées ; c'est une erreur thérapeutique trop grave pour que je ne m'applique pas à éliminer de la classification ces eaux bicarbonatées faibles. D'ailleurs, selon les auteurs, ces eaux prenaient tantôt place parmi les bicarbonatées, tantôt parmi les sulfatées. La question me paraît fort simple ; dans les Pyrénées, je ne classe comme eaux bicarbonatées que celles du Boulou ; toutes les autres rentrent dans la catégorie des sulfatées, mais il faut distinguer les :

Sulfatées sodiques ou sulfatées-bicarbonatées.

Sulfatées calciques.

Sulfatées magnésiennes.

Dans les sulfatées sodiques, la minéralisation est faible et il n'y a pas d'élément d'action prédominante ; en outre des bicarbonates de sodium et de calcium qui agissent favorablement sur l'estomac, il faut tenir compte de l'action des divers sulfates ; il y a, en outre du sulfate de soude, de légères doses de sulfate de chaux et de sulfate de magnésie. Ces eaux sont essentiellement antigastralgiques, mais elles ont aussi des propriétés diurétiques très marquées. Ce sont particulièrement des eaux à grand pouvoir osmotique, elles s'absorbent très vite par voie gastrique ou par voie rectale, diffusent rapidement dans l'organisme où elles opèrent un véritable lavage cellulaire et sont vite éliminées par les urines, en entraînant avec elles la plupart des déchets des combustions intra-cellulaires. En raison de leur légèreté, elles sont faciles à ingérer en quantités importantes et peuvent opérer un véritable lavage du sang. Elles agissent non seulement par leur masse, mais aussi par leur composition, ayant par des propriétés chimicotactiques spéciales le pouvoir de dissoudre et d'entraîner les produits anormaux du métabolisme azoté ainsi que les poisons autogènes et, même, les éléments infectieux et leurs toxines.

Les eaux que je range dans cette classe ont une minéralisation totale peu élevée mesurant à LABARTHE-DE-RIVIÈRE 0,6773, à ALET 0,6188, à FONCIRGNE 0,3399, à GANTIES 0,4545.

Les eaux sulfatées calciques, tout en présentant comme les précédentes les mêmes éléments d'ensemble, ont dans leur composition une prédominance du sulfate de calcium ; leur minéralisation est plus marquée ; on trouve un résidu total de 1.7004 à CAPVERN, de 2.3341 à AULUS, de 1.8588 à AUDINAC, de 1.1363 à USSAT. Par leurs sels calciques, ces eaux ont une action excitante sur les sécrétions biliaire et urinaire ; elles favorisent, en outre, les contractions des conduits excréteurs et favorisent l'élimination des concrétions lithiasiques.

Les eaux sulfatées magnésiennes renferment, en outre du sulfate de calcium et des autres éléments sulfatés et bicarbonatés, des doses notables de sulfate de magnésium ou de bicarbonate de magnésium qui en élèvent la densité au delà des chiffres précédents ; à ENCAUSSE, la minéralisation totale est de 2.9344, à BARBAZAN de 2.0385, au GRAND-BAIN de BAGNÈRES de 2.4496. Ces eaux, en outre des propriétés sécrétoires et antilithiasiques, ont une action sur les tuniques intestinales qui se manifeste par des effets laxatifs ou purgatifs. Mais les doses de sulfate et particulièrement de sulfate de magnésium (environ 0,3500) sont trop faibles pour expliquer, à elles seules, l'effet laxatif. Ayant eu l'occasion d'expérimenter moi-même l'effet des eaux sulfatées, j'ai pu me rendre compte que toutes les catégories de ces eaux, aussi bien les eaux légères que les eaux minéralisées, produisent les mêmes effets sur la tunique intestinale ; je les attribue, en grande partie, à leurs qualités physiques ; elles sont éminemment sédatives et c'est en supprimant les spasmes intestinaux qu'elles ont un effet laxatif. Toutefois, par suite de l'abondante ingestion de certaines eaux calciques et magnésiennes (ENCAUSSE, BARBAZAN), on obtient des effets purgatifs chez des sujets ayant de l'atonie intestinale, ceux-là se purgent par indigestion d'eau. Ces cures sont toujours salutaires car les eaux agissent non seulement sur l'appareil digestif, mais aussi sur l'appareil urinaire et, par suite, sur l'ensemble des échanges de l'organisme.

Les eaux sulfatées, en outre des substances minérales, présentent souvent des métaux en quantités assez notables pour être reconnus à l'analyse chimique ou à l'analyse spectroscopique. Les eaux d'AULUS, de LABARTHE-DE-RIVIÈRE, spécialement analysées à ce point de vue, renferment du fer, du manganèse, du plomb, du cuivre, du zinc, de l'argent ;

celles d'AULUS renferment, en outre, du cobalt, du nickel, du mercure.

Les métaux introduits dans l'organisme à doses infinitésimales ont une action directe sur la nutrition cellulaire et agissent comme reconstituants, comme excitants de l'activité métabolique, comme régularisateurs du potentiel des cellules nerveuses.

Le groupe des eaux sulfatées renferme, aussi, comme les eaux sulfureuses, des émanations gazeuses, d'acide carbonique, d'azote, et de gaz rares. Certaines de ces eaux sont très nettement radio-actives : DAX 2,92, source SALIES de BAGNÈRES-DE-BIGORRE 2,32 : source LIVIE à LABARTHE-DE-RIVIÈRE (analysée loin de son lieu d'origine, au laboratoire du Radium) 0,029, la Grande source à AUDINAC 0,14.

Ces eaux sont alcalines, ce qui leur donne, quand cette alcalinité est très marquée (LABARTHE-DE-RIVIÈRE 21.200), un caractère de douceur onctueuse au contact ; on les appelle, en raison de cet aspect, eaux minérales savonneuses.

Dans leur ensemble, les eaux sulfatées employées en bains ont une action générale tonique et sédative.

Les variations de composition chimique permettent d'établir des spécialisations thérapeutiques ; c'est ainsi que les eaux sulfatées sodiques légères auront des effets calmants sur la muqueuse gastrique et pourront être employées dans toutes les affections douloureuses de l'estomac et de l'intestin ; en raison de leur faible minéralisation et de leur grand pouvoir osmotique, l'organisme les tolérera à grandes doses et elles pourront servir à activer les échanges cellulaires et les éliminations biliaires et urinaires. Elles seront aussi indiquées dans toutes les manifestations de l'arthritisme : goutte, gravelle, calculs, diabète, obésité, maladies de la peau, dans les infections (au cours des grandes fièvres éruptives et pendant leurs convalescences), dans tous les cas où l'appareil urinaire a besoin d'être ménagé par un régime spécial (albuminuries, néphrites) ou soumis à un véritable lavage interne (pyélites, cystites).

Les eaux sulfatées calciques bues à petites doses, afin d'éviter la surcharge gastrique, agissent favorablement dans les cas d'affections lithiasiques des voies biliaires et des voies urinaires.

Les eaux sulfatées calciques et magnésiennes ont les mêmes propriétés que les précédentes ; on les emploie aussi pour obtenir un effet purgatif ; elles ne doivent pas être confondues avec les eaux purgatives qui ne sont pas représentées dans le groupe des Pyrénées.

En application balnéaire, les eaux sulfatées sont toniques, sédatives et décongestives ; elles s'adressent aux affections névralgiques, aux douleurs articulaires, aux affections génitales de la femme d'ordre congestif : métrites, ovarites et salpingites non suppurées, pelvipéritonites, aux affections inflammatoires de l'appareil génital de l'homme, aux affections vasculaires : phlébites, hypertension artérielle.

III. — Eaux bicarbonatées

Ce sont des eaux carbo-gazeuses et bicarbonatées sodiques. Elles émergent dans le massif des Albères où l'on peut citer les sources de SORÈDE, de LAROQUE, de L'ÉCLUSE, du MOULAS (Commune du BOULOU) et les importantes et remarquables sources du BOULOU au nombre de trois : Le BOULOU (acide carbonique libre 1,53, bicarbonate de soude 3,08), SAINT-MARTIN-DE-FENOUILLARD (acide carbonique libre 1,53, bicarbonate de soude 5,33), CLÉMENTINE (acide carbonique libre 2,24, bicarbonate de soude 5,02). Ces trois sources contiennent du bicarbonate de fer aux doses respectives suivantes : 0,016, 0,024, 0,027 ; en outre la source du BOULOU contient de l'oxyde de cuivre. Ce sont des sources froides (17° environ).

C'est VICHY transporté dans le MIDI, dans le climat sain et tempéré des Pyrénées Orientales, sous le beau ciel du ROUSSILLON. La station du BOULOU est favorable à des cures thermales pendant toute l'année.

L'action des eaux carbo-gazeuses bicarbonatées est essentiellement tirée de celle de l'acide carbonique et de celle du bicarbonate de soude : celle des autres bicarbonates est surtout d'augmenter l'alcalinité, et celle du bicarbonate de fer de contribuer à tonifier l'organisme. L'acide carbonique est un excitant de la muqueuse gastrique. Le bicarbonate de soude agit différemment selon les doses ; à faibles doses, par suite de sa décomposition en acide carbonique et chlorure de sodium dès qu'il arrive dans l'estomac, il agit aussi comme excitant de la sécrétion ; à doses élevées, par suite de quantités de soude non utilisée, il agit par cette soude et paralyse la sécrétion. C'est ainsi qu'on l'ordonne dans des affections contradictoires. Ces variations d'effet sur la muqueuse gastrique existent aussi en ce qui concerne le métabolisme des albuminoïdes ; à certaines doses il augmente l'excrétion de l'urée, à d'autres doses il la diminue.

Ces eaux exercent une influence sur la sécrétion de la bile et sont cholagogues.

Une de leurs propriétés les plus importantes est leur action anticatarrhale ; elles dissolvent le mucus et influencent favorablement les muqueuses enflammées. L'acide carbonique active les combustions et les échanges respiratoires ; il en résulte une stimulation générale de l'organisme et ces eaux trouvent ainsi leur emploi dans les maladies par ralentissement de la nutrition.

Les eaux du Boulou trouvent leur application thérapeutique dans les dyspepsies atoniques, dans les gastrites chroniques, dans les affections du foie, dans l'impaludisme, dans les diarrhées des coloniaux, dans le diabète et dans l'obésité.

IV. — Eaux chlorurées

Les chlorures entrent dans la composition normale des eaux minérales, mais à des doses variables ; parmi les eaux sulfurées, certaines ont été groupées sous le terme de chloro-sulfurées en raison de la quantité appréciable de chlorure de sodium qu'elles contiennent : on trouve 0 gr. 2521 à LABASSÈRE, 0 gr. 3810 à GAZOST, 0 gr. 266 aux EAUX-BONNES, tandis que la moyenne varie de 0,0031 (AMÉLIE) à 0,0923 (BORDEU à LUCHON). Parmi les eaux sulfatées, tandis que CAPVERN présente 0 gr. 0128 de chlorure de sodium, LABARTHE-DE-RIVIÈRE 0,0100, AUDINAC 0.0071, on trouve à RENNES 0,1919, à ENCAUSSE 0,3229, ce qui dénote une légère chloruration.

Le chlorure de sodium qui entre ainsi dans la composition de ces eaux ne les caractérise nullement au point de vue thérapeutique. On peut simplement noter que, prises en boisson, elles sont excitantes de la fonction acide de l'estomac et, prises en bains, elles ont des effets toniques.

Mais certaines eaux sulfatées contiennent des doses notables de chlorures, ce sont : la source de SALSES qui présente la dose de 2 gr. 2430, la source communale de SALIES-DU-SALAT avec 30 gr. 5710, les sources de la SALZ, dans la vallée de SOUGRAINE, où on note 57 gr. 9983.

Les eaux véritablement exploitées pour leurs propriétés chlorurées sont les eaux salines de SALIES-DU-BÉARN, de SALIES-DU-SALAT et de BIARRITZ-BRISCOUS ; ce sont des eaux tirées des bancs de sel gemme qu'elles imprègnent, et ramenées du fond des forages pratiqués pour atteindre les assises salifères. A SALIES-DU-BÉARN, la minéralisation totale est de 256 gr. 2044, à SALIES-DU-SALAT de 311 gr. 457. Une part d'action des eaux chlorurées revient à leur teneur en iodures et bromures.

La cure salée est exclusivement externe ; ces bains ont un effet excitant sur les terminaisons nerveuses de la peau et il en résulte une action sur les phénomènes nutritifs ; les fonctions glandulaires sont activées, les fonctions digestives exagérées, les forces augmentées ; il y a suractivité circulatoire sanguine et lymphatique, augmentation des échanges respiratoires, accroissement de la quantité d'oxyhémoglobine. En même temps il y a augmentation de l'excrétion azotée, diminution de l'excrétion urique et de la désassimilation phosphatée, augmentation de l'élimination chlorurée. Par l'ensemble de ces effets et, particulièrement, par l'activité de la circulation lymphatique et de la fonction hémopoïétique, les bains d'eaux chlorurées produisent la résorption des exsudats inflammatoires chroniques et des engorgements scrofuleux.

En raison de leur forte minéralisation, les eaux salines sont employées diluées et à des degrés progressivement augmentés. Il faut tenir compte, dans la cure thermale aux eaux salées, de l'état de nervosisme du sujet ou de ses états congestifs, ainsi que du délabrement de ses organes.

L'addition des eaux-mères chloro-bromoiodurées à l'eau des bains salés fait varier encore leur degré d'activité thérapeutique.

Si le traitement chloruré a une grande efficacité dans tous les états d'hypoazoturie, de lymphatisme et d'atonies, il serait dangereux chez les sujets atteints de lésions rénales ou chez les sujets ayant de l'hypertension artérielle ou des troubles de la circulation cérébrale ; c'est ainsi que les eaux favorables au traitement des atonies seront proscrites chez les hémiplégiques, chez les sujets ayant des paralysies d'origine centrale ou des contractures.

Les indications du traitement par les eaux chlorurées sont essentiellement : la scrofule, le lymphatisme, les adénopathies, les anémies, le rachitisme, les affections torpides des muscles et des articulations, les tuberculoses locales, ganglions, abcès froids, arthrites, les atrophies musculaires consécutives aux impotences d'origine osseuse ou articulaire, certaines affections utéro-ovariennes : exsudats et tissus cicatriciels consécutifs à des lésions ovaro-salpingiennes ou pelvi-péritonéales, mais loin de toute crise (lésions refroidies et non douloureuses) ; dans tous les cas où ces mêmes lésions sont douloureuses ou soumises à des poussées congestives, c'est à la cure par les eaux sulfatées qu'il faut avoir recours.

Les hémorragies utérines, dans les cas d'atonie de l'organe, la métrite parenchymateuse sans rétention intra-utérine, les néoformations fibromateuses, sont heureusement influencées ou guéries par les eaux salées. La cure salée, dans ces cas, favorise le remontement de l'organisme, combat les anémies post-hémorragiques et, en outre, par son action tonique, agit localement, comme hémostatique, sur l'organe utérin.

V. — Eaux ferrugineuses

Les eaux sulfatées contiennent à petites doses du sulfate de fer ou du carbonate de fer ; dans les eaux bicarbonatées du BOULOU existent des doses notables de bicarbonate de fer, mais ce ne sont pas, à vrai dire, des sources ferrugineuses. Celles-ci se caractérisent par leur goût styptique et par leurs dépôts de rouille.

Les plus remarquables de ces sources sont celles de RENNE-LES-BAINS (0,1520 de sulfate ferreux), SENTEIN (0,0590 de sesquioxyde de fer), SALLES-DE-LUCHON (0,0302 de sulfate ferreux et 0,0410 d'oxyde ferrique), SOURROUILLE à LUCHON (0,030 de carbonate ferreux). Toutes ces sources sont froides. Celles de SENTEIN sont les seules véritablement exploitées et encore ne sont-elles l'objet que d'une organisation thermale fort rudimentaire ; elles sont en même temps arséniées. On sait toute l'obscurité qui règne sur le mode d'action des sels de fer sur l'organisme, mais on sait que le fer introduit dans le tube digestif pénètre dans l'organisme et joue un rôle sur la synthèse de l'hémoglobine, en même temps que dans la nutrition cellulaire, il agit comme catalyseur-accélérateur des oxydations.

On comprend que, pour répondre à ces rôles, le fer n'a pas à être absorbé en grandes quantités et que les petites doses que l'on trouve dans les eaux minérales se présentent sous une forme favorable à l'organisme.

Pour le fer, comme pour bien d'autres substances (soufre, arsenic), le mode d'incorporation aux eaux minérales assure une meilleure absorption et des effets thérapeutiques plus marqués. On voit des malades que les préparations ferrugineuses pharmaceutiques les plus variées n'avaient pu guérir, trouver la santé aux eaux ferrugineuses.

Les eaux ferrugineuses sont indiquées dans la chlorose et dans tous les états anémiques. Elles sont utiles dans tous les états de débilité ; elles favorisent la guérison des neurasthéniques en remédiant à l'affaiblissement général de l'organisme ; elles peuvent être employées pour remonter les convalescents et s'adressent même à l'affaissement organique des tuberculoses lentes ou torpides.

VI. — Eaux cuivreuses

La présence du cuivre est indiquée dans diverses eaux minérales mais sous forme de traces impondérables. A SAINT-CHRISTAU, dans des eaux du type sulfaté sodique dont la minéralisation totale est de 0, 2740 (source des ARCEAUX), on a trouvé du cuivre à dose pondérable (0, 003 de carbonate de cuivre). Etant donné les effets si importants des métaux des eaux minérales, malgré leurs infimes quantités, on comprend que ces doses de cuivre doivent dominer les effets thérapeutiques de l'eau de SAINT-CHRISTAU. A petite distance de la 17e région, à TREBAS dans le Tarn, la source SAINT-ROCH renferme 0,0042 de carbonate de cuivre. Nous avons déjà indiqué que dans la source du BOULOU on notait 0,0002 de carbonate de cuivre.

Ces eaux méritent d'être employées en boisson et en pulvérisations locales pour remédier aux lésions eczémateuses et séborrhéiques de la peau et aux lésions leucoplasiques des muqueuses bucco-linguale et vulvo-vaginale.

VII. — Eaux sulfatées dégénérées ou sulfatées calciques

Certaines eaux sont sulfurées calciques ; leur minéralisation sulfurée provient de la transformation du sulfate de chaux sous l'influence de réductions qui se produisent au contact de matières organiques du sous-sol. Ces eaux sont souvent sulfhydriquées. Elles sont intéressantes, tant au point de vue chimique qu'au point de vue thérapeutique. A BARBOTAN, la minéralisation est très faible (0, 35) et est constituée par des carbonates de chaux et de magnésie, des sulfates et des chlorures ; les gaz sont caractérisés par de l'hydrogène sulfuré et de l'acide carbonique libre. A CASTERA-VERDUZAN, en outre de l'hydrogène sulfuré, l'eau contient une petite quantité de sulfure de calcium.

A SAINT-BOEZ, on trouve 0 gr. 063 de sulfure de calcium, à EUGÉNIE-LES-BAINS 0, 0034 de sulfure de calcium et 0 gr. 0034 d'hyposulfite de calcium. Ces eaux ont comme les eaux sulfatées calciques des propriétés diurétiques et sédatives et, grâce à leurs légères doses de sulfures et d'hydrogène sulfuré, elles ont une action élective sur la muqueuse intestinale dont elles régularisent les sécrétions et calment les phénomènes douloureux ; elles sont aussi antispasmodiques.

On les ordonne dans les dyspepsies avec hyperchlorhydrie, dans les gastralgies, entérocolites, entéralgies. En bains, en particulier à BARBOTAN où l'on peut faire usage de bains de boue, elles activent la circulation périphérique et sont favorables chez les sujets à hypertension artérielle, chez les artérioscléreux, dans les affections du système veineux.

VIII. Eaux complexes

Sous le terme d'eaux complexes, on range des eaux qui sont à la fois sulfurées ou sulfhydriquées, chlorurées et sulfatées. On peut citer Tercis et Pouillon dans les Landes. Par l'ensemble de leurs éléments, elles agissent sur la muqueuse digestive en donnant de légers effets purgatifs et sur la nutrition générale en lui imprimant un stimulus favorable. Elles sont indiquées dans les affections scrofuleuses et dans les rhumatismes.

Tableau des stations thermales Pyrénéennes

CLASSIFICATION	LOCALITÉS	INDICATIONS THÉRAPEUTIQUES
Eaux sulfurées sodiques :	Amélie, Nossa, La Preste, Molitg, Le Vernet, Canaveilles, Graus d'Olette, Las Escaldas, Escouloubre, Carcanières, Ax, Merens, Las Caldas (en Andorre), Artiès et Lez (val d'Aran), Luchon, Loudenvielle, Cadéac, Tramesaygues, Labassère, Barèges, Barzun, Saint-Sauveur, Beaucens, Gazost, Cauterets, Eaux-Bonnes, Eaux-Chaudes.	Affections des voies respiratoires, Affections de la peau, Rhumatismes, Affections articulaires, Amyotrophie, Séquelles de guerre (plaies torpides, fistules osseuses), Syphilis, certaines formes d'affections génitales chez la femme.
Eaux sulfurées sodiques arsenicales :	Usson.	Lymphatisme, Adénopathies, Maladies de la peau.
Eaux sulfurées sodiques silicatées :	La Preste, source Ravi à Luchon.	Affections suppurées des voies urinaires (Pyélonéphrites, Cystites).
Eaux sulfatées bicarbonatées :	Alet, Foncirgue, Ganties, Labarthe-de Rivière.	Affections douloureuses de l'estomac et de l'intestin, Inflammation des voies urinaires, Arthritisme, Maladies de la femme.
Eaux sulfatées, chlorurées :	Rennes-les-Bains.	Névralgies, Sciatiques, Atrophies musculaires, Ataxie.
Eaux sulfatées calciques et magnésiennes ;	Ginoles, Campagne, Aulus, Audinac, Ussat, Encausse, Barbazan, Siradan, Capvern, Bagnères-de-Bigorre, Suberlaché, Cambo, Dax, Prechacq.	Lithiase biliaire, Goutte, Gravelle, Congestion du foie, Paludisme, Affections nerveuses.
Eaux bicarbonatées carbo-gazeuses :	Le Boulou.	Affections congestives du foie, Gastrites avec atonie, Paludisme, Diarrhées des coloniaux, Obésité, Diabète.
Eaux chlorurées :	Saliès-du-Salat, Salies-du Béarn, Biarritz-Briscous, eaux-mères des salines marines à La Franqui.	Scrofule, Lymphatisme, Adénopathies, Arthrites, Abcès froids, Rachitisme, Atrophies musculaires, Maladies hémorragiques de la femme.
Eaux ferrugineuses :	Rennes-les-Bains, Seintein, Labarthe-de-Rivière, Siradan, Sourrouille et Salles à Luchon, Le Moudang, Bagnères-de-Bigorre.	Anémies, Chlorose, Neurasthénies.
Eaux cuivreuses :	Saint-Christau.	Eczéma, Séborrhées, Leucoplasies.
Eaux sulfurées calciques :	Saint-Boez, Gamarde, Eugénie-les-Bains. Barbotan, Castera-Verduzan.	Gastralgies, Entérites, Hypertension artérielle.
Eaux complexes sulfhydriquées, chlorurées-sulfatées :	Tercis, Pouillon.	Srofule, Rhumatismes.

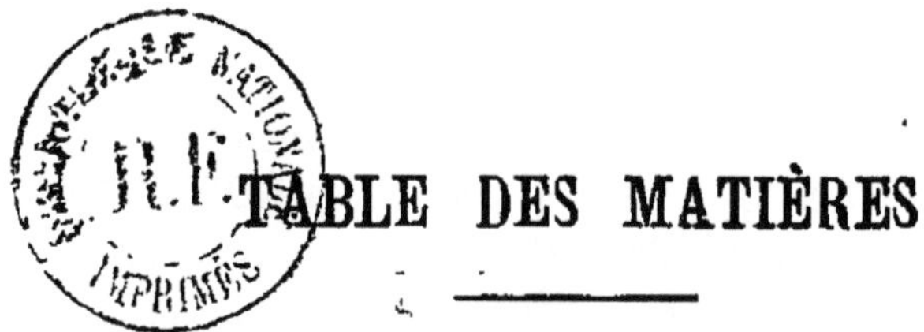

TABLE DES MATIÈRES

Orléans. — Imp. P. Pigelet et Fils

Crénothérapie, Climatothérapie, Thalassothérapie, cures hydro-minerales, cures d'altitude, cures marines, par les Professeurs LANDOUZY, ARMAND GAUTIER, MOUREU, DE LAUNAY, les Drs HEITZ, LAMARQUE, LALESQUE, P. CARNOT. 1910, 1 vol. in-8 de 700 p., avec 163 fig., cart. 14 fr.

Physiothérapie infantile, les cures d'eau, d'air et de régimes chez les enfants, par le Dr LEGRAND. 1910, 1 vol in-8 de 352 p., avec 60 fig........... 6 fr.

Formulaire des Eaux minérales, de la Balnéothérapie et d'Hydrothérapie, par E. DE LA HARPE. *3e édition*. 1896, 1 vol. in-18 de 300 pages, cartonné.... 3 fr.

Les Eaux thermales d'Ax, par E. BOYER. 1901, gr. in-8, 182 p.................................... 4 fr.

Les effets et les états de la matière de l'eau d'Evian, par J. CHIAÏS. 1905, gr. in-8, 66 p.......... 2 fr.

Les conditions du traitement d'Evian-les-Bains, par J. CHIAÏS. 1906, gr, in-8 66 pages.......... 2 fr.

Du choix d'une station sulfureuse dans les Pyrénées françaises, par le Dr LAMARQUE. 1903, 1 vol. in-18 de 152 pages.... .... 2 fr. 50

Bourbonne et ses eaux minérales, par A. CAUSSARD. 1891, 1 vol. in-18 de 344 pages................. 2 fr.

Royat, par A. BOUCHINET, 1901, in-18, 104 p. cart. 2 fr.

Les cures de Vichy, par le Dr SALIGNAT. 1902, 1 vol. in-18 de 132 pages.. .... 2 fr.

Cauterets, ses eaux thermales, par J. PRIVAT. 1905, 1 vol. in-8 de 218 pages................. 3 fr. 50

Le Chlorure de sodium et les eaux chlorurées sodiques. Eaux minérales et eaux de mer, par BRANCHE. 1885, 1 vol. gr. in 8 de 295 pages............... 6 fr.

Traité de chimie hydrologique, comprenant des notions générales d'hydrologie et l'analyse chimique des eaux douces et des eaux minérales, par J. LEFORT, *2e édition*. 1872, 1 vol. in-8 de 798 p., avec fig...... 12 fr.

Anatomie de la bouche et des dents, par DIEULAFÉ et HERPIN. 1909, 1 vol. gr. in-8 de 184 pages, avec 149 figures. Br. 6 fr.; cartonné.................. 8 fr.

Maladies des dents et carie dentaire, par DIEULAFÉ, HERPIN et NOGUÉ. 1914, 1 vol. gr. in-8 de 416 pages, avec 229 figures. Broché, 12 fr.; cartonné.. 14 fr.

Maladies chirurgicales de la bouche et des Maxillaires, par DIEULAFÉ, DUVAL, BRÉCHOT et BAUDET. 1911, 1 vol. gr. in-8 de 420 pages, avec 240 figures. Broché, 12 fr.; cartonné.............................. 14 fr.

Guide formulaire de thérapeutique, par le Dr HERZEN, 9e *édition*, 1917, *en concordance avec le Codex* de 1908. 1 vol. in-18 de 1.080 pages, cartonné....... 12 fr.

Guide du médecin praticien, aide-mémoire de médecine, de chirurgie et d'obstétrique, par le Dr JACOULET, ancien interne des hôpitaux de Paris. 1913, 1 vol. in-18 de 827 pages, avec 373 figures, cartonné....... 10 fr.

Le premier livre de médecine, éléments de pathologie générale, par ACHARD, professeur à la Faculté de médecine de Paris. 1914, 1 vol. in-8 de 320 pages avec 183 figures noires et coloriées, cartonné.............. 8 fr.

Dictionnaire de médecine, de Chirurgie, de Pharmacie et des sciences qui s'y rapportent, par E. LITTRÉ et A. GILBERT. *21e édition entièrement refondue*. 1908, 1 vol. gr in-8 de 1.842 pages à 2 colonnes, avec 860 fig. nouvelles. Cartonné 25 fr.; relié.......... 30 fr.

Mécanothérapie, Rééducation, Sports, Méthode de Bier, Hydrothérapie. par FRAIKIN, GRENIER DE CARDENAL, CONSTENSOUX, TISSIÉ, DELAGENIÈRE, PARISET. 1909, 1 vol. in 8 de 404 pages, avec 114 fig., cartonné.... 8 fr.

Régimes alimentaires, par le Dr Marcel LABBÉ, professeur agrégé à la Faculte de médecine de Paris. Médecin des hôpitaux *2e édition*, 1917, 1 vol. in-8 de 585 pages, avec figures, cartonné...................... 14 fr.

Kinésithérapie, Massage, Mobilisation, Gymnastique, par les docteurs P. CARNOT, DAGRON, DUCROQUET, NAGEOTTE-WILBOUCHEWITCH, CAUTRU, BOURCART. 1909, 1 vol. in-8 de 559 pages avec 356 figures, cartonné. 12 fr.

www.ingramcontent.com/pod-product-compliance
Ingram Content Group UK Ltd.
Pitfield, Milton Keynes, MK11 3LW, UK
UKHW020320250726
13967UKWH00004B/1780